essentials

essentials liefern aktuelles Wissen in konzentrierter Form. Die Essenz dessen, worauf es als „State-of-the-Art" in der gegenwärtigen Fachdiskussion oder in der Praxis ankommt. *essentials* informieren schnell, unkompliziert und verständlich

- als Einführung in ein aktuelles Thema aus Ihrem Fachgebiet
- als Einstieg in ein für Sie noch unbekanntes Themenfeld
- als Einblick, um zum Thema mitreden zu können

Die Bücher in elektronischer und gedruckter Form bringen das Expertenwissen von Springer-Fachautoren kompakt zur Darstellung. Sie sind besonders für die Nutzung als eBook auf Tablet-PCs, eBook-Readern und Smartphones geeignet. *essentials:* Wissensbausteine aus den Wirtschafts, Sozial- und Geisteswissenschaften, aus Technik und Naturwissenschaften sowie aus Medizin, Psychologie und Gesundheitsberufen. Von renommierten Autoren aller Springer-Verlagsmarken.

Weitere Bände in der Reihe http://www.springer.com/series/13088

Peter Malinowski

Vielfalt Meditation

Ein Überblick über Meditations- und
Achtsamkeitsübungen

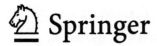

Peter Malinowski
Natural Sciences & Psychology
Liverpool John Moores University
Liverpool, Großbritannien

ISSN 2197-6708   ISSN 2197-6716   (electronic)
essentials
ISBN 978-3-658-24567-2   ISBN 978-3-658-24568-9   (eBook)
https://doi.org/10.1007/978-3-658-24568-9

Die Deutsche Nationalbibliothek verzeichnet diese Publikation in der Deutschen Nationalbibliografie; detaillierte bibliografische Daten sind im Internet über http://dnb.d-nb.de abrufbar.

Springer ist ein Imprint der eingetragenen Gesellschaft Springer Fachmedien Wiesbaden GmbH und ist ein Teil von Springer Nature
Die Anschrift der Gesellschaft ist: Abraham-Lincoln-Str. 46, 65189 Wiesbaden, Germany

Was Sie in diesem *essential* finden können

Meditation taucht in immer mehr Bereichen unseres alltäglichen Lebens auf: in Schulen und Universitäten, als Angebote von Krankenkassen, als Stressbewältigung am Arbeitsplatz oder im Training von Führungskräften. Häufig klingen Angebote ähnlich, obwohl Meditationen sehr unterschiedlich sein können.

- Statt sich mühsam durch verschiedenste Darstellungen einzelner Meditationsangebote arbeiten zu müssen, bekommt der Leser hier einen strukturierten Überblick über die Landschaft an Meditations- und Achtsamkeitsangeboten.
- Um die Einordnung von Meditation zu ermöglichen, werden die wichtigsten Hintergründe und Sichtweisen von Meditations- und Achtsamkeitsangeboten dargestellt.
- Viele Erklärungen zu Meditation und Achtsamkeit sind schwer zugänglich oder missverständlich, da exotische Worte verwendet werden oder alltägliche Ausdrücke umgedeutet wurden. Daher werden die wichtigsten Begriffe übersetzt und definiert und dem Leser damit ein präziseres Verständnis ermöglicht.
- Meditationsübungen zielen darauf ab, geistige Gewohnheiten zu verändern. Um Meditation dementsprechend einordnen zu können, werden die wichtigsten Prinzipien, wie Meditation zu Veränderungen führt, dargestellt.
- Kurzbeschreibungen der am häufigsten verwendeten Meditationsübungen vermitteln einen Eindruck der Vielfalt und verdeutlichen die praktische Bedeutung der Hintergründe und Grundprinzipien von Meditation.

Vorwort

Meditation ist in aller Munde. Meditation ist wunderbar und kann außerordentlich nützlich sein. Und Meditation ist in Gefahr – gefährdet durch überschwängliche Kommerzialisierung, Trivialisierung und ein fehlendes Verständnis der Vielfalt und Tiefgründigkeit. Daher ist es mir ein großes Anliegen, ein leicht zugängliches Buch zu verfassen, das einen kompakten – aber nicht oberflächlichen – Überblick über die am weitesten verbreiteten Meditationsübungen bietet.

Meine Darstellungen speisen sich aus meiner wissenschaftlichen Arbeit über Meditation sowie mein Verständnis, das ich innerhalb der Karma Kagyü Schule des Tibetischen Buddhismus und insbesondere im Diamantweg entwickelt habe. Zudem fließen meine Erfahrungen aus dem Anleiten von säkularen Meditations- und Achtsamkeitskursen und dem Austausch mit Meditations- und Achtsamkeitslehrern verschiedenster Couleur ein.

Die buddhistische Sicht ist grundlegend pluralistisch: unterschiedliche Menschen benötigen unterschiedliche Methoden. Es gibt kein Allheilmittel, nicht den einen Hut, der allen passt. Ich hoffe, dass diese Sicht auch in diesem *essential* durchscheint.

Ich danke meinen Lehrern, akademisch und buddhistisch, und all den Freunden, Kollegen, Studenten, Teilnehmern und Zuhörern, durch die und an denen ich mein Verständnis von Meditation schärfen durfte.

Ich habe mich um korrekte, klare und einfach zugängliche Darstellung bemüht. Sollten sich Fehler eingeschlichen haben, ist dies auf mein begrenztes Verständnis zurückzuführen und nicht ein Fehler in dem jeweiligen Meditationssystem.

Ich hoffe, dass ich Sie ein wenig mit meiner Begeisterung für Meditation und für die vielfaltigen Möglichkeiten, die sich uns bieten, anstecken kann!

Ihr

Peter Malinowski

Inhaltsverzeichnis

Über den Autor

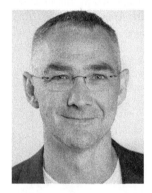

Dr. Peter Malinowski ist Diplom-Psychologe und Kognitiver Neurowissenschaftler, spezialisiert auf das wissenschaftliche Verständnis von Meditation. Er arbeitet als Dozent *(Reader in Cognitive Neuroscience)* an der Liverpool John Moores University in Großbritannien und leitet dort das *Meditation Research Lab.* Zudem ist er Leiter des von ihm entwickelten Masters-Studiengangs *Positive Psychology & Wellbeing,* dessen Besonderheit die starke Ausrichtung auf Meditation und Achtsamkeit ist, die als Rückgrat und Motor eines positiven, sinnerfüllten Lebens verstanden werden.

Aus Fernsehbeiträgen (BBC, ARD), Interviews (New York Times, Psychologie Heute, Sonntags-Zeitung) und seinem ersten Buch (Flourishing: Welches Glück hätten Sie gern?) ist er als Experte für Meditation und Achtsamkeit bekannt.

Dr. Malinowski ist Mitbegründer und Direktor der *Timeless Impact Academy GbR,* die Meditation in tiefgründiger, abgesicherter Weise in beruflichen Feldern vermittelt und zugänglich macht.

Sein reichhaltiges Wissen über Meditation beruht auf etwa 30 Jahren buddhistischer Meditationspraxis und seiner Tätigkeit als international tätiger buddhistischer Laienlehrer im Diamantweg-Buddhismus. In diesem Rahmen hat er die außerordentliche Gelegenheit, von den besten zeitgenössischen Meditationslehrern zu lernen und im direkten Austausch sein Verständnis zu vertiefen. Genannt seien hier nur seine wichtigsten Lehrer: die Lamas Ole und Hannah Nydahl, Gyalwa Karmapa Trinle Thaye Dorje, Künzig Shamar Rinpoche, Jigme Rinpoche, Sherab Gyaltsen Rinpoche und Nedo Kuchung Rinpoche.

Einleitung 1

Meditation hat in den letzten zwei Jahrzehnten ihr Schattendasein abgelegt. Massenmedien berichten regelmäßig über Meditation und Achtsamkeit, jährlich werden hunderte wissenschaftliche Artikel dazu veröffentlicht, tausende von Meditationsanleitungen lassen sich online abrufen, Krankenkassen bieten Achtsamkeitskurse an und ein unüberschaubares Angebot an Meditations-Apps steht zum Download bereit. In Konzernen wie Google oder Nike wird regelmäßig meditiert und Achtsamkeit wird zunehmend zu einem zentralen Bestandteil der Selbstoptimierung von Managern und Führungskräften. Wie ist es möglich, bei dieser Schwemme noch einen Überblick zu wahren?

- Gibt es Unterschiede zwischen den Angeboten?
- Welche Meditation passt am besten?
- Wie viel sollte ich meditieren und wie stelle ich das am besten an?
- Reicht eine App aus, um Meditation zu lernen?

Diese und viele weitere Fragen erreichen mich regelmäßig. Sie sind manifester Ausdruck von fehlendem Ein- und Überblick. Oftmals tragen Medien tatkräftig zur Verwirrung bei, indem sie es an Differenzierung fehlen lassen und selbst die verschiedensten Meditationsansätze in einen Topf werfen. Auch Meditationsforscher sind nicht unbedingt immun. Nicht selten werden verallgemeinernde Schlussfolgerungen angeboten, die weit über die untersuchte Meditationsmethode hinausgehen. Fünfzehn Achtsamkeitsforscher sahen sich daher veranlasst, eine äußerst kritische Bestandsaufnahme zu verfassen (van Dam et al. 2018). Insbesondere weisen sie auf den begrenzten wissenschaftlichen Erkenntnisstand hin und fordern zudem, die unterschiedlichen Meditationsansätze zu differenzieren und genau zu beschreiben.

© Springer Fachmedien Wiesbaden GmbH, ein Teil von Springer Nature 2019   1
P. Malinowski, *Vielfalt Meditation,* essentials,
https://doi.org/10.1007/978-3-658-24568-9_1

Die vorherrschende Unklarheit ist Ausdruck von dem plötzlich erwachten Interesse an Meditationen, die über viele Jahrhunderte in anderen Kulturkreisen entwickelt und verfeinert wurden. Meditation ist vorranging nach Innen ausgerichtet – auf das eigene Erleben. Da unsere Wissenschaft – psychologische Forschung eingeschlossen – sich jedoch grundlegend auf in der Außenwelt messbare Phänomene ausrichtet, fehlt bisher ein differenzierter Wissensschatz innerer Erfahrung.

Vielfalt Meditation liefert erste Hilfestellung, indem es einen zugänglichen Überblick über die wichtigsten Meditationsansätze und Übungen bietet. Das Buch richtet sich sowohl an praktisch als auch theoretisch Interessierte, an Menschen die sich mit Meditation beschäftigen wollen, sei es privat oder beruflich. Es gibt Studenten, Dozenten, Forschern oder Personalleitern eine Orientierungshilfe und vermittelt einen Überblick über das reichhaltige Angebot an Meditationstechniken und Wegen.

▶   Vielfalt bedeutet nicht Beliebigkeit.

Obwohl dieser kurze Text verschiedene Meditationen darstellt, bedeutet Vielfalt keineswegs Beliebigkeit. Der Überblick kommt daher nicht mit der Vorstellung, dass all diese Meditationsmethoden zu üben wären, sondern als Leitfaden, der es erlaubt, besser informiert zu unterscheiden.

▶   Das Ziel von Meditation ist nicht Entspannung.

Bei Meditation geht es nicht um ein oberflächliches Wohlgefühl oder um Entspannung, wenngleich es häufig so dargestellt wird. Dafür gibt es deutlich bessere Methoden. Das Ziel sind Einsichten in unser Sein, also bisher Unbekanntes zu entdecken. Dies wird nur gelingen, wenn wir unserem Meditationsweg eine eindeutige Ausrichtung geben, wenn wir uns für einen Zugang entscheiden, um dann bei dem zu bleiben. So haben wir ein Gerüst, das es erleichtert, liebgewonnene aber begrenzende Gewohnheiten zu überwinden und damit wirkliche Entwicklungsschritte zu machen.

Manchen Menschen fällt die Entscheidung, sich auf einen Meditationsweg einzulassen, leicht, weil sie sich natürlich bei einer bestimmten Meditationstradition zu Hause fühlen. Anderen gibt ein Überblick die Möglichkeit, durch das Dickicht der Meditationsangebote und Versprechen zu navigieren, um so etwas Passendes zu finden.

Eine weitere Absicht dieses kurzen Textes ist aufzuzeigen, dass Meditation viel mehr ist, als wir häufig als Meditation kennenlernen. Mir begegnen immer wieder Menschen, die meinen, Erfahrung mit Meditation gesammelt zu haben, indem sie sich auf Übungen einer Meditations-oder Achtsamkeits-App eingelassen haben: Bestenfalls haben sie einen gewissen – vermutlich recht begrenzten – Nutzen erfahren. Schlimmstenfalls entstand jedoch der Eindruck: „Meditation ist nichts für mich – ich hab diese App runtergeladen und ausprobiert, doch das hat nicht funktioniert".

Und selbst wenn jemand kompetent durch einen Achtsamkeitskurs geleitet wird, ist dies nur ein allererster Schritt in Richtung Meditation. Es gibt so viel mehr zu entdecken, als säkulare Achtsamkeitsmeditation, wie sie in psychologisch-therapeutischen und anderen Kontexten vermittelt wird, bietet. Dafür ist es unabdingbar, von wirklich erfahrenen Meditationslehrern angeleitet zu werden.

▶ **Tipp**

Lassen Sie sich nicht von Schlagwörtern und Überschriften verwirren. Meditation ist nicht gleich Meditation und Achtsamkeit ist nicht gleich Achtsamkeit. Die Vielfalt an Meditationsübungen ist reicher als unser Vokabular, um sie zu kategorisieren.

Schauen Sie daher genau hin: Was sind die theoretischen oder philosophischen Hintergründe? Worauf zielt die Meditation ab? Wie sehen die Übungen genau aus?

Wissen *über* Meditation ist nicht Meditation! Dieses *essential* bietet einen Überblick, vermittelt aber nicht, *wie* man meditiert. Es erwähnt Eckpunkte, ist aber keine Meditationsanleitung. Lernen Sie von einem guten Meditationslehrer, um einen authentischen Geschmack zu bekommen!

Hintergründe von Meditation

2

> *Ich möchte noch auf die Tatsache hinweisen, dass das*
> *begrenzte Mittel von Sprache eigentlich unzulänglich ist,*
> *um die Erfahrungen selbst der einfachsten Formen von*
> *Meditation und Achtsamkeit wirklich zu vermitteln*

Diese Worte aus der Einleitung des Buches „Grenzenloses Erwachen" des 2014 verstorbenen außerordentlichen buddhistischen Meditationsmeisters und Gelehrten Shamar Rinpoche (2013 S. 11 f) möchte ich gerne voranstellen: Beschreibungen bieten nur einen Rahmen, geben Richtung. Die Erfahrungen mit Meditation können sie niemals ersetzen. Es ist wichtig, diese Perspektive beim Lesen im Hinterkopf zu behalten.

Was bedeutet „Meditation"? Mit mehr oder weniger Erfolg haben sich verschiedene Autoren um eine allgemein verwendbare und wissenschaftlich akzeptable Definition bemüht (z. B. Cahn und Polich 2006; Lutz et al. 2008; Walsh und Shapiro 2006). Doch da Meditationen so vielfältig und unterschiedlich sein können, stellen sich diese Definitionsbemühungen entweder als zu unspezifisch oder als zu einschränkend heraus; zu unspezifisch wenn versucht wird, alle Arten von Meditation unter ein Dach zu bringen und zu einschränkend, wenn eine Definition Aspekte berücksichtigt, die für manche, aber nicht alle Formen von Meditation zutreffen – ein Dilemma, das kaum aufzulösen ist.

Darüber hinaus trifft die ursprüngliche Wortbedeutung nicht vollends, worum es bei Meditation geht. Vom lateinischen *meditari* und *meditatio* stammend, ist eigentlich „nachdenken" oder „nachsinnen" gemeint, so wie der Begriff in klassischen philosophischen Texten Verwendung findet; z. B. in Descartes *Meditationes de prima philosophia,* den „Meditationen über die erste Philosophie". Wie wir im Kapitel über die Grundprinzipien der Meditation (Kap. 3) und insbesondere

© Springer Fachmedien Wiesbaden GmbH, ein Teil von Springer Nature 2019
P. Malinowski, *Vielfalt Meditation,* essentials,
https://doi.org/10.1007/978-3-658-24568-9_2

im Abschnitt über Tiefe Einsicht (Abschn. 3.4) sehen werden, ist buddhistische Meditation aber nicht mit Nachsinnen oder Nachdenken vergleichbar, sondern zielt direkt auf Bewusstseinszustände ab, die begriffsgebundenes Denken hinter sich lassen.

Wenn Meditation nicht Nachsinnen oder Nachdenken ist, was ist es dann? Und, wenn Definitionen zu eng oder zu weit sind, worüber reden wir genau?

Die Lösung dieses Dilemmas kann nur darin bestehen, von einer allgemeingültigen Definition abzusehen, sich der Vielfalt und Unterschiedlichkeit der Meditationsansätze bewusst zu werden, diese zu würdigen und nicht alles, was als Meditation bezeichnet wird, in einen Korb zu werfen. Obwohl die Sportschau sowohl über Autorennen, Billard, Fußball, Tennis und Synchronschwimmern berichtet, ist jedem Zuschauer klar, dass diese Disziplinen sehr unterschiedlich sind, mit eigenen Übungsansätzen, Fähigkeiten und Regeln. Eine differenzierte Betrachtungsweise erkennt die besonderen Hintergründe, Herangehensweisen und Ziele der verschiedenen Meditationstraditionen und Übungen an und bietet den Raum, in dem diese Ansätze nebeneinander stehen können. Daher betone ich Arten von Meditation, die ich als besonders nützlich erachte, weise aber auch auf ein paar andere, relativ prominente Ansätze hin. Ich arbeite die wichtigsten Aspekte heraus, und lasse zudem besondere Merkmale und Schwerpunkte des jeweiligen Systems für sich selbst sprechen.

2.1   Begriffsbestimmungen

In den indischen Sprachen *Pāli* und *Sanskrit,* in denen viele der ursprünglichen Aussagen Buddhas festgehalten wurden, findet man den Begriff *bhāvanā,* der üblicherweise als Meditation übersetzt wird. Die Wortbedeutung ist aufschlussreich. Genau übersetzt bedeutet *bhāvanā* „kultivieren", „pflegen" oder „hervorbringen". Wir können dies so verstehen, dass durch Meditation bewusste, heilsame geistige Gewohnheiten kultiviert werden, neue Gewohnheiten des Wahrnehmens und Erlebens aufgebaut und verankert werden.

Die Tibeter verwendeten für Meditation häufig den Begriff *gom,* was in etwa „sich an etwas gewöhnen" oder „sich mit etwas vertraut machen" bedeutet. Je nach Kontext wird dies in leicht unterschiedlicher Weise verstanden. Eine Hauptbedeutung ist in jedem Fall, dass tibetisch-buddhistische Meditation darauf abzielt, sich mit grundlegenden positiven geistigen Eigenschaften, der eigenen

„Buddhanatur", vertraut zu machen. So verstanden, geht es nicht darum, neue Gewohnheiten zu schaffen, sondern schon vorhandene Qualitäten zu entdecken und dann zur vollen Reife zu bringen (siehe Abschn. 3.3).

▶ **Wichtig**
Meditation bezeichnet geistige Übungen, die darauf abzielen, heilsame geistige Gewohnheiten zu entwickeln und zu pflegen oder sich mit einer bestimmten Sichtweise oder Art, die Welt zu erleben, vertraut zu machen und diese zu verinnerlichen.
Es geht darum, zu verändern wie wir erleben, nicht was wir erleben.

Diese Beschreibung weist auch darauf hin, dass Meditation auf ein verbessertes oder verfeinertes Erleben abzielt. Es wird damit deutlich, dass sie weder reiner Selbstzweck noch Nabelschau ist, und dass der Nutzen der Meditation im alltäglichen Leben zu finden ist, mehr als während der Meditationsübung selbst.

In wissenschaftlichen Kreisen zeichnet sich mittlerweile eine Vorliebe für den Begriff „Kontemplation" ab (z. B. „contemplative science"), da er als weiter und einschließender gilt und Übungen wie christliche Kontemplation und Gebete erfasst, die in manchen Traditionen nicht unter „Meditation" fallen würden (Dorjee 2016). Schauen wir wiederum auf die Wortbedeutung, so steht Kontemplation eher mit „betrachten", „anschauen" oder „den Blick auf etwas richten" in Verbindung und ist somit weniger als die Wortbedeutung von Meditation mit Nachdenken verbunden. Da Kontemplation in unserem christlich geprägten Verständnis aber häufig einen theistischen Bezug auf Gott beinhaltet, wird der Begriff allgemein wohl als weniger zutreffend verstanden. Zudem hat sich in unserem Sprachgebrauch mittlerweile Meditation so weit durchgesetzt, dass die Konnotation von tiefem Nachdenken in den Hintergrund getreten ist.

Dhyāna (Sanskrit; jhāna in Pāli) ist ein weiterer zentraler Begriff, der üblicherweise als Meditation oder meditative Vertiefung übersetzt wird und sowohl in buddhistischen als auch hinduistischen Systemen eine Rolle spielt. Der chinesische Chan-Buddhismus sowie der Zen-Buddhismus Japans haben diesem Begriff ihre Namen zu verdanken. Das chinesische *chan'na* ist eine direkte Übertragung von *dhyāna*, und hat sich in Japan weiter in den Begriff *zen* verwandelt. Während *bhāvanā* auf die Übung und den Prozess der Meditation abzielt, bezeichnet *dhyāna* hingegen Meditationszustände. Die häufigen Übersetzungen als meditative „Versenkung" oder „Absorption" sind, wie wir in Abschn. 3.1 sehen werden, etwas unglücklich und nicht ohne Probleme.

Begriffe, die als Meditation übersetzt werden

bhāvanā	*(Sanskrit* und *Pāli)* Meditation als eine mentale Übung, die heilsame geistige Gewohnheiten auf- und unheilsame abbaut.
gom	*(Tibetisch)* Meditation als ein Sich-Gewöhnen an heilsame Sichtweisen, sich mit der Buddhanatur vertraut machen.
dhyāna	*(Sanskrit)* Meditation als Zustand geistiger Vertiefung, der durch entsprechende Übung entwickelt und verfeinert wird.
Chan/Zen	Chinesische bzw. japanische Begriffe für *dhyāna,* die entsprechende buddhistische Traditionen bezeichnen.

Häufig wird über Meditation im Sinne von geistiger Übung gesprochen. Wie der Begriff *dhyāna* aber deutlich macht, kann sich Meditation ebenfalls auf tiefgründige geistige Zustände beziehen. Lama Ole Nydahl (2012, Vers 15, Para. 3) bringt die Bedeutsamkeit von Meditation als Erfahrungszustand nachdrücklich zum Ausdruck:

> Meditation bedeutet nicht, etwas erschaffen zu wollen, sondern umsichtig im augenblicklichen Vertrauen zu verweilen, in der Erfahrung von dem was ist. Man (…) ist entspannt in der Vielfalt der Geschehnisse, verweilt fröhlich und bewusst im Augenblick des Erlebens.

2.2   Information – Meditation – Verhalten

Als geistige Übung steht Meditation niemals für sich allein. Ob bewusst vermittelt und konkret benannt, oder nicht einmal angedacht, immer wird Meditation von zwei weiteren Aspekten eingerahmt (Abb. 2.1) und bekommt so eine konkrete Ausrichtung:

Information Immer gibt es eine Idee oder Sichtweise, warum jemand meditiert, was das Ziel ist und in welcher Weise Meditation zu diesem Ziel führen sollte. In vielen Meditationssystemen werden diese Punkte konkret benannt und herausgearbeitet.

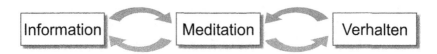

Abb. 2.1 Die drei zentralen Merkmale einer Meditationspraxis

Doch selbst wenn sie wenig konkret oder unausgesprochen bleiben, spielen sie eine Rolle. Auch wenn wir einfach „nur Sitzen", wie es in manchen buddhistischen Traditionen ausgedrückt wird, schwingt dort eine bestimmte Sichtweise mit. Extrem vereinfacht, und ohne der immensen Tiefgründigkeit hier gerecht werden zu können, wäre in dem Fall die Information, dass nichts zu erstreben ist und dass selbst die Idee zu meditieren hinderlich ist. Sich nicht auf eine Sicht, Absicht oder Position – und damit auf eine begriffliche Konstruktion – einzulassen, kann zur Übung selbst werden.

Verhalten Meditation ist kein Selbstzweck. Erfahrungen *während* Meditationsübungen werden bedeutend, wenn sie Wirkung über die Übung hinaus entfalten. Somit stellt sich stets die Frage, wie Meditation den Alltag beeinflusst und auch, wie unser alltägliches Verhalten Meditation beeinflusst und unterstützt.

Um Meditationssysteme zu beschreiben, ist es nützlich diese drei Aspekte zu berücksichtigen. Betrachten wir sie zusammen, lassen sich die Hintergründe eines Meditationsangebotes schnell erfassen.

2.3   Buddhistische Wurzeln und Traditionen

Siddhārta Gautama, der historische Buddha, hat Meditation nicht erfunden. Er wuchs in einer geistig reichen Zeit auf, in der vielfältigste philosophische Sichtweisen vertreten waren. Die mit ihnen verbundenen unterschiedlichen Meditationsübungen zielten darauf ab, diese Sichtweisen erfahrbar zu machen und im eigenen Leben und Erleben zu verwurzeln. Laut überlieferter Legende war die Begegnung mit einem Yogi, der in tiefer Meditation saß, für Siddhārta ein Schlüsselerlebnis. Es ereignete sich, nachdem er mehrere rastlose Tage vergeblich damit verbracht hatte, einen Ausweg aus all dem manifesten Leid in der Welt zu finden. In ihm erwachte die Einsicht, dass in Meditation eine Lösung zu finden sein könnte. So machte er sich auf den Weg, erforschte und erprobte die vorhandenen philosophischen Sichtweisen und Meditationssysteme und wuchs schließlich über sie hinaus. Allein in Meditation sitzend, wurde er zum Buddha, dem „Erwachten", jemand der aus dem Schlaf der Unwissenheit aufgewacht ist.

Die verschiedenen buddhistischen Traditionen beschreiben diese Geburtsstunde des Buddhismus ihrer Sichtweise entsprechend in leicht unterschiedlicher Weise. Doch sind sie sich darin einig, dass die von Buddha erreichte Verwirklichung jenseits begrifflicher Vorstellung liegt und jeder Versuch, sie zu beschreiben, nur als eine Annäherung, als Finger der auf den Mond zeigt, verstanden werden kann. Buddhas Erwachen, seine „Erleuchtung", das Endprodukt seines Weges, wird als Zustand verstanden, in dem alle inneren, psychologischen Hindernisse und Gewohnheiten von Anhaftung und Abneigung dauerhaft überwunden sind. Selbst die subtilste geistige Tendenz in Kategorien von letztendlicher Existenz und Nicht-Existenz zu denken und erleben, wurden aufgegeben, sodass ein direktes, unverfälschtes und eindeutiges Erleben aller Phänomene möglich ist. Damit wird eine unermessliche Kraft freigesetzt, sich für das Wohl anderer Wesen einzusetzen.

Obwohl die geistige Verwirklichung, auf die buddhistische Meditationssysteme abzielen, nicht begrifflich zu durchdringen oder beschreiben ist, zeigt sich diese Verwirklichung in Merkmalen, die je nach Meditationstradition in unterschiedlicher Weise beschrieben werden.

▶   Großer Gleichmut, die Allgegenwart von Weisheit und mitfühlender, furchtloser Tatkraft, die untrennbare Erfahrung von nicht-bedingter Freude und allesdurchdringender Weisheit gelten als Merkmale buddhistischer Verwirklichung.

Die gesammelten Aussagen Buddhas und die Kommentare späterer buddhistischer Meister sind außerordentlich umfangreich, vielseitig und vielschichtig und auf die unterschiedlichen Bedürfnisse und Lebenssituationen der jeweiligen Adressaten zugeschnitten. In der etwa 2500 jährigen Geschichte haben sich zudem buddhistische Meditationsformen und Traditionen über weite Teile Asiens ausgebreitet, sich mit den vorherrschenden Kulturen und sozialen Systemen verbunden und diese wiederum beeinflusst. Daher stehen wir heute einer enormen Vielfalt an buddhistischen Schulen, Traditionen und Überlieferungen gegenüber, die je nach Kontext, Zweck und Ausrichtung unterschiedlich systematisiert werden.

Für das Verständnis von Meditationsansätzen hat sich eine Unterteilung in drei Hauptrichtungen bewährt: *Theravāda (Pāli), Mahāyāna* und *Vajrayāna* (beide *Sanskrit*).

Theravāda – wörtlich die „Schule der Ältesten", ist eine bedeutende buddhistische Strömung, die in weiten Teilen Südostasiens beheimatet ist und dort weiterhin eine zentrale kulturelle Rolle spielt. Ihr Name bezieht sich auf Entwicklungen in den ersten Jahrhunderten des Buddhismus, in der sich eine Gruppe buddhistischer Mönche und Nonnen besonders auf ihren Status als Ältere beriefen, um die Authentizität ihres buddhistischen Weges sicher zu stellen.

Gelegentlich wird diese Schule auch als einzige überlebende Form des *Hīnayāna (Sanskrit)* Buddhismus bezeichnet. Der Begriff *Hīnayāna,* oder „Kleiner Weg" ist jedoch umstritten, da die Bezeichnung „klein" insbesondere im Vergleich zum *Mahāyāna* („Großer Weg") zum Teil als abwertend verstanden wird[1]. Der *Theravāda* legt besonderen Wert auf Verständnis und Anwendung von Ursache und Wirkung. Die Betonung liegt auf der Erkenntnis, dass wir mit unseren geistigen, sprachlichen und körperlichen Handlungen Ursachen legen, die dann unser Leben und Erleben bestimmen. Der Schlüssel zu weniger Leid, mehr Glück und mehr Erfüllung ist daher, bewusst in positiver, nicht schädlicher Weise zu handeln. Meditation hat hier erst einmal die Funktion, geistige Ruhe zu schaffen. Dadurch entsteht innerer Abstand, geistiger Freiraum, um die eigenen Handlungen bewusster zu lenken. Ein ehrlicher, bewusster und harmonischer Lebensstil unterstützt einerseits einen steten, unabgelenkten und entspannten Geist und ist andererseits die direkte Umsetzung des Ursache-Wirkungs-Prinzips. Dieses Prinzip in allen Phänomenen zu erkennen, ihre Bedingtheit und ihr Entstehen in gegenseitiger Abhängigkeit direkt zu erfahren, ist wiederum das Ziel der Meditation, in der theoretisches Verständnis zu klarer Einsicht wird.

Theravāda Buddhismus

Information   Ursache-Wirkungszusammenhänge sind Grundlage unseres Handels und Erlebens. Das erlebte Selbst oder Ich setzt sich aus vielen körperlichen und geistigen Komponenten zusammen, die wiederum in Abhängigkeit von Ursachen und Bedingungen in ständiger Veränderung begriffen sind. Daher ist das Selbst leer von unabhängiger, dauerhafter und eigenständiger Existenz. In Abgrenzung von hinduistischen Vorstellungen eines wahren Selbst oder einer Seele (Sanskrit: *ātman*) sprechen buddhistische Quellen daher häufig von Nicht-Selbst *(anātman).*

Meditation   Meditation zielt darauf ab, das Klammern an die gewohnheitsmäßige Vorstellung von einem dauerhaften Selbst aufzulösen und so den Fluss körperlicher und geistiger Prozesse bewusst zu erfahren. Vorrangig werden dafür Meditationen des Ruhigen

---

[1]*Yāna,* der zweite Wortteil von *Hīnayāna, Mahāyāna* und *Vajrayāna* wird hier, allgemein üblicher Verwendung entsprechend, als „Weg" wiedergegeben. Die exaktere, aber weniger geläufige Übersetzung wäre hingegen „Fahrzeug", also „Kleines Fahrzeug" usw.

Verweilens und der Tiefer Einsicht geübt, häufig verbunden
mit Rezitieren, Nachdenken und Verinnerlichen buddhistischer
Lehrtexte.

Verhalten Theravāda betont die Bedeutung von positivem Verhalten als zen-
tralem Aspekt des Weges. Einer monastischen Lebensweise wird
dabei ein hoher Stellenwert beigemessen, auch weil die monastischen Regeln einen schützenden Rahmen bieten, der harmoni-
sches, bewusstes Erleben und Handeln unterstützt.

Der Große Weg – *Mahāyāna* baut direkt auf dem Theravāda auf, weitet diesen
aber in bedeutender Weise aus, indem Weisheit und Mitgefühl weitreichende
Bedeutung beigemessen wird.

Während im Theravāda die Verwirklichung von Weisheit darin besteht zu
erkennen, dass das Selbst bedingt und zusammengesetzt ist und daher keine letztendliche, unabhängige Existenz besitzt, dehnt der Große Weg dieses Verständnis
auf die äußere Welt aus: Wie im „Inneren" so ist auch in äußeren Phänomenen
keine unabhängige Existenz zu finden.

Mitgefühl ist die treibende Kraft des Großen Weges. Das Bodhisattwa-Ver-
sprechen stellt den Ausgangspunkt dieses Weges dar. Es zeichnet sich durch die
erleuchtete Geisteshaltung aus (Sanskrit: *Bodhicitta*), die das letztendliche Wohl
aller Wesen zum Ziel hat. Ein Praktizierender des Großen Weges richtet sich
daher mit diesem Versprechen darauf aus, aktiv zu bleiben (auch über die aktuelle
Lebenszeit hinaus), bis alle Wesen Buddhaschaft erlangt haben.

Fortschritt auf dem Weg wird insbesondere durch das Zusammenspiel von
Verhalten, Meditation und Sichtweise möglich: Aktiv gelebtes Mitgefühl, weit-
sichtiges und nutzbringendes Verhalten zum Wohle der Wesen, ist die Grundlage für erfüllte, vertrauensvolle und ausgeglichene Bewusstseinszustände. Diese
ermöglichen, dass während der Meditation Vertiefung und Einsicht entstehen. Die
so wachsenden Einsichten, z. B. von der Verbundenheit mit allen Wesen oder der
Belanglosigkeit egoistischer Interessen, machen es im Gegenzug möglich, Mitgefühl noch kraftvoller auszurücken. In Verbindung mit Meditation führt dies zur
weiteren Vertiefung der Einsicht. Entsprechend zeichnet sich der Entwicklungsweg des Mahāyāna durch das wechselseitige Zusammenspiel von mitfühlender
Aktivität (klassisch „Ansammlung von Verdienst" genannt) und tieferer Einsicht
(klassisch: „Ansammlung von Weisheit") aus.

Mahāyāna Buddhismus

Information Weder das Selbst der Person noch die äußeren Phänomene besitzen aus sich selbst heraus eine unabhängige Existenz. Gleichzeitig kann nicht bestritten werden, dass körperliche und geistige Erfahrungen stattfinden und Phänomene erlebt werden. Die letztendliche Wirklichkeit liegt jenseits begrifflicher Vorstellungen und dem damit verbundenen Festhalten an Sein und Nicht-Sein.

Meditation Meditationen sind üblicherweise in klar vorgezeichneten Systemen organisiert. Einzelne Übungen zielen entweder darauf ab, eine mitfühlende Geisteshaltung zu stärken, Geistesruhe zu entwickeln oder auf dieser Grundlage, Einsicht in die Natur innerer und äußerer Erscheinungen zu erlangen, sodass begriffliche Vorstellungen von dem Ziel der Meditation aufgelöst werden können.

Verhalten Die Stärkung der erleuchteten Geisteshaltung (Sanskrit: *Bodhicitta*) ist die Motivationsgrundlage für die sechs befreienden Aktivitätsbereiche (Sanskrit: *Pāramitā*) von Großzügigkeit, nutzbringendem Verhalten (siehe Theravāda), Geduld, freudvoller Anstrengung, sowie Meditation und Weisheit.

Der Diamantweg – *Vajrayāna* beinhaltet wiederum den Großen Weg. In manchen Darstellungen wird er auch als Teil des Großen Weges verstanden, von dem er sich durch die Verwendung spezifischer Meditationstechniken abhebt. Diese Einordnung macht insofern Sinn, als beide Wege das gleiche Ziel verfolgen und die gleiche Geisteshaltung *(Bodhicitta)* als notwendige Voraussetzung ansehen.

Unterschiede bestehen jedoch in der grundlegenden Zugangsweise zu Meditation. Während sich der Große Weg durch einen stufenweisen Ansatz auszeichnet, in dem verschiedene Qualitäten – insbesondere Mitgefühl und Weisheit – sukzessiv entwickelt werden, ist der Diamantweg direkter. Ausgangspunkt ist die Begeisterung für die Buddhanatur, für die dem Geist natürlich innewohnenden Qualitäten. In Meditation sowie in jedem Aspekt des alltäglichen Lebens versucht der Meditierende, grundlegende Furchtlosigkeit und Unerschütterlichkeit, aus sich selbst entstehende Freude, sowie aktiv gelebte Liebe und Mitgefühl so direkt wie möglich zu erfahren und in sinnvoller Weise auszudrücken (Nydahl 2012).

Vajrayāna Buddhismus

Information   Alle Wesen haben die Buddhanatur und alle Qualitäten der Erleuchtung sind schon vorhanden. Der direkte Weg zum Erkennen der Buddhanatur besteht daher darin, die temporären geistigen Schleier und Missverständnisse aufzulösen, bzw. zu erkennen, dass sie nicht wahrhaft sind.

Meditation   Eine Vielfalt detaillierter Meditationssysteme wurde und wird in verschiedenen Übertragungslinien von Generation zu Generation weitergegeben. Die Nähe zu verwirklichten Meditationslehrern spielt dabei eine wichtige Rolle, da dieser Kontakt es möglich macht, jenseits persönlicher Schleier und Begrenzungen zu schauen und so einen direkten Geschmack der erleuchteten Qualitäten zu entwickeln. Auf dieser Grundlage übt der Meditierende, sich in mehr oder weniger direkter Weise mit solchen erleuchteten Qualitäten zu identifizieren, z. B. in Gestalt verschiedener Buddhaformen, oder auch indem er die überpersönlichen Qualitäten des als Beispiel fungierenden Lehrers in sich selbst entdeckt und stärkt.

Verhalten   Aufbauend auf dem Verhalten von Theravāda und Mahāyāna übt man im Diamantweg insbesondere eine hohe Sichtweise. Auf Grundlage von tiefem Mitgefühl und der Weisheit, dass den Phänomenen keine wahrhafte unabhängige Existenz innewohnt, versucht der Praktizierende den Reichtum bedingter Erscheinungen freudvoll zu erfahren und sich in furchtloser Weise zum Wohle der Wesen einzusetzen.

2.4 Hinduistische Traditionen

Traditionelle Yoga-Systeme

Obwohl wir in unserem westlichen Umfeld vorranging mit säkularisierten Yoga-Angeboten in Berührung kommen, bei denen körperliche Übungen und Positionen (sogenannte *Āsanas*) im Vordergrund stehen, ist es wichtig zu erwähnen, dass diese Übungen auf hinduistische Yoga-Traditionen zurückgehen, in denen Meditation eine zentrale Rolle spielt.

▶ Da sich buddhistische und hinduistische Meditationen im gleichen
    Kulturkreis entwickelt haben, finden wir große begriffliche Über-
    lappungen. Dies macht eine Orientierung nicht unbedingt einfacher,
    weil gleiche Worte mit unterschiedlicher Bedeutung verwendet werden.

Bei Betrachtung hinduistisch geprägter Meditationsangebote fällt auf, dass Syste-
matisierungen weniger klar entwickelt sind, als wir es vom Buddhismus gewohnt
sind. Schulen und Traditionen sind kaum definiert und bestehende Angebote
hängen mehr von den Interpretationen einzelner Gurus oder Lehrer ab (Santata-
Gamana 2017). Einige Angebote hinterlassen den Eindruck einer stark kommer-
ziellen Ausrichtung, verbunden mit einer Betonung von Resultaten, die sich als
vorrangig „weltlich" darstellen, wie zum Beispiel Kraft, Erfolg, Gesundheit, aber
weniger mit tiefgründigen Einsichten beschäftigt sind.

Als die wohl einflussreichste Lehrsammlung gelten die *Yoga Sūtras* von
Patañjali, die vermutlich zwischen dem 2. und 4. Jahrhundert unserer Zeit ent-
standen sind. Die meisten hinduistischen Meditationsangebote, die uns heute
erreichen, beziehen sich auf diese Sammlung. Patañjali bietet in dem Text vorrangig eine übergeordnete Betrachtung, in der Ziele und philosophische Hintergründe beschrieben werden und der Entwicklungsweg in groben Zügen skizziert
wird. Damit bleibt Lehrern ein großer Interpretationsspielraum (Sutton 2017),
was wiederum zur Vielfältigkeit der heutigen Angebote beiträgt.

Vereinfachend zusammengefasst besteht laut Patañjali das letztendliche Ziel
des hinduistischen Weges darin, das *Wahre Selbst* (ātman) von der unnatürlichen
Verbindung mit Materie und Körperlichkeit zu befreien, indem man jegliche nach
außen gerichtete geistige Aktivität beruhigt und sich so letztendlich befreit. Diese
Befreiung von Körperlichkeit führe schließlich dazu, dass der Übende sich von
Wiedergeburt befreit und einen Zustand erlangt, in dem ātman, die spirituelle
Essenz unseres Daseins, verwirklicht ist.

Die Acht Glieder *(Aṣṭāṅga)* des Yoga zeigen den praktischen Weg zur Erkenntnis dieses Wahren Selbst auf (Sutton 2017):

Yama – Ethisches Verhalten mit besonderer Ausrichtung auf Handlungen, die
zu vermeiden sind (Gewaltlosigkeit, Zölibat, usw.).

Niyama – Hier handelt es sich um positive Handlungen, die auszuführen sind
(geistige und körperliche Reinheit, Bescheidenheit, usw.)

Āsana – Allgemein als das Üben von Körperstellungen verstanden (wie z. B.
aus dem Hatha Yoga bekannt) bezieht Patañjali Āsana jedoch ausschließlich auf
die Sitzhaltung beim Meditieren, die die Grundlage für das folgende Glied bildet.

Prāṇāyāma – Bewusste Kontrolle und Steuerung des Atems. Diese Übungen des kontrollierten Einatmens, Haltens und Ausatmens beeinflussen geistige Zustände soweit, dass sie die Voraussetzung für das nächste Glied schaffen.

Pratyāhāra – Bewusstes „Zurückziehen der Sinne" von Sinneserfahrungen und externen Objekten, wodurch die Sinne unter Kontrolle gebracht werden – ein wichtiger Schritt zum Erkennen von *ātman*.

Dhāranā – Konzentration auf einen Punkt oder ein Objekt.

Dhyāna – Meditation, verstanden als die erfolgreiche Stabilisierung von Dhāranā, in dem Sinne dass Konzentration, die ausschließlich auf ein Objekt ausgerichtet ist, nicht mehr abschweift.

Samādhi – Vertiefung oder Versenkung, in der das Bewusstsein völlig in dem Objekt aufgeht, jenseits geistiger Prozesse, die auf die Eigenschaften eines Objekts bezogen sind.

Die letzten drei Glieder sind eng miteinander verbunden und führen in einem stufenweisen Prozess zu immer tieferen Einsichten bis sich das Bewusstsein von jeglichem Objektbezug löst und sich als reines, unveränderliches Bewusstsein erfährt.

Es ist dabei zu bedenken, dass Patañjalis Text kein Übungsmanual an sich ist, sondern den Rahmen sowie die philosophischen Grundlage des Meditationsweges beschreibt.

Traditionelle Yoga-Systeme

Information	Reines Bewusstsein hat als *ātman,* Wahres Selbst, dauerhafte Existenz.
Meditation	Auf Grundlage der sukzessiven Entwicklung von Sitzhaltung, Atemregulierung und Unterdrücken von Sinneseindrücken (die Glieder 3–5) wird Konzentration auf ein Objekt vervollkommnet bis das Bewusstsein in einen Versenkungszustand eintritt, in dem es „eins mit dem Objekt" wird. Durch weitere Verfeinerung wird das wahrhafte, dauerhafte Bewusstsein frei von Sinnesregungen verwirklicht.
Verhalten	Die ethische Grundlage des Weges wird anhand der ersten zwei Glieder beschrieben, die sich jeweils auf das Vermeiden bzw. das Ausführen verschiedener Handlungen beziehen.

Hinduistische Wurzeln Transzendentaler Meditation

Abgesehen von Meditationsübungen traditioneller Yoga-Systeme, ist transzendentale Meditation, oder kurz TM, das in der westlichen Welt wohl verbreitetste Angebot mit hinduistischen Wurzeln. Sie wurde von *Maharishi Mahesh Yogi* an die Hippiegenerationen der sechziger Jahre weitergegeben. Anfangs machte diese Bewegung durch das Interesse der Beatles, die *Maharishi* für eine Weile als ihren Guru sahen, auf sich aufmerksam.

TM hat seither einen eher durchwachsenen Ruf. TM-Vertreter haben sich selbst keinen Gefallen damit getan, zu behaupten, dass wenn nur genügend Menschen transzendentale Meditation praktizieren würden, dies zum Weltfrieden beitragen, die Kriminalitätsraten senken und die Gesundheitskosten verringern würde. Für eine Weile gab es selbst politische Parteien (Naturgesetz Partei), die auf dieser Grundlage in einigen Ländern versucht haben, die Wählergunst zu gewinnen. Der Akzeptanz von Meditation in wissenschaftlichen Kreisen haben TM-Vertreter ebenfalls einen Bärendienst erwiesen, indem sie mit überzogenen Behauptungen bezüglich des wissenschaftlich bewiesenen Nutzens dieser Meditationsform geworben haben. Viele der Studien, auf die sich diese Aussagen bezogen, waren von zweifelhafter Qualität und ließen keinen Schluss über die Effektivität der Meditation zu.

Lange Zeit war es still um transzendentale Meditation, doch mittlerweile präsentiert sie sich in äußerst geschliffener Form. Noch immer wird TM mit Superlativen beworben: „die einfachste, natürlichste und effektivste Meditationsmethode, die es gibt"[2]. Und weiterhin ist das Angebot umstritten. Viele Kritikpunkte, die gegen transzendentale Meditation erhoben werden, richten sich gegen solch überzogene Behauptungen, gegen Darstellung, Verpackung, Vermarktung sowie zugrundeliegende Geschäftspraktiken. Zudem wird kritisiert, dass sich TM als säkulares Angebot gibt (sie sei weder Religion, Philosophie noch Lebensweise; Roth 2018), obwohl selbst das einführende Ritual hinduistisch geprägt sei und bei tieferem Eintauchen die hinduistischen Wurzeln deutlich werden. Auch betonen Kritiker einige weitere Widersprüchlichkeiten zwischen Werbeaussagen und der eigentlichen Praxis: Warum kostest es so viel und wird so viel Wert darauf gelegt, ein persönliches Mantra zu erhalten, wenn dieses Mantra gleichzeitig bedeutungsfrei ist? Und warum muss dieses geheim gehalten werden? Warum bestehen die Mantras aus Namen hinduistischer Gottheiten, obwohl sich TM als

---

[2]http://de.tm.org/das-ist-tm Zugegriffen: 20. August 2018.

säkulares Angebot darstellt? Warum wird betont, dass nichts einfacher ist als transzendentale Meditation, es aber gleichzeitig ein ausgeklügeltes System des Über-
prüfens („checking", siehe Roth 2018) gibt. Wer Interesse an TM hat, sollte diese
Kritikpunkte für sich selbst überprüfen. Eine besonders kritische Betrachtung
liefert beispielsweise Aryeh Siegel in seinem Buch „Transcendental Deception"
(Siegel 2018).

Transzendentale Meditation

Information   Ausdrücklich keine philosophische Sichtweise, doch Erklärungs-
                  ansätze zur Wirkung betonen die Existenz eines transzendentalen
                  Bewusstseins als Quelle aller Gedanken mit klarem Bezug zu
                  hinduistischen Vorstellungen.
Meditation   Langsames, innerliches, stummes Wiederholen eines Mantras
                  (Namen hinduistischer Gottheiten) bei geschlossenen Augen
                  ohne klare Ausrichtung des Geistes.
Verhalten   Ausdrücklich keine konkreten Ratschläge zu Verhalten oder zum
                  Einbetten von Erfahrung in den Alltag, doch positiver Nutzen auf
                  Alltag (Erfolg, Kreativität, …) wird betont.

2.5 Psychologisch-medizinische Interpretationen

Vor allem Achtsamkeitsmeditation hat durch Anwendung in medizinischen, therapeutischen und psychologischen Bereichen stark an Interesse gewonnen. Diesen Angeboten liegt ein medizinisch-therapeutisches Modell von diagnostizierten
Krankheiten und deren Behandlung zugrunde. Dementsprechend werden die Acht-
samkeitsprogramme als relativ klar definierte „Interventionen" angewandt, mit
dem Ziel, verschiedene Gesundheitsprobleme abzubauen. Dabei stehen Probleme
mit psychologischem Anteil, wie beispielsweise chronischer Stress oder Schmerz,
Depression, Angst-, oder Essstörungen, im Vordergrund. Obwohl nicht direkt auf
körperliche Krankheiten abzielend, werden achtsamkeitsbasierte Verfahren aber
z. B. auch unterstützend bei Krebsbehandlung eingesetzt. Darüber hinaus haben
achtsamkeitsbasierte Interventionen in allen erdenklichen Bereichen Einzug
gehalten, von Vorschule zu Universität, von Drogenabhängigkeit zu Hochleistungs-
sport, von Arbeitslosigkeit bis zu Leadership in multinationalen Konzernen.

Mit dem medizinischen Krankheitsmodell geht eine wissenschaftliche Argumentation einher, bezüglich der angenommen psychologischen Mechanismen aber vorrangig bezüglich der Wirksamkeit dieser Ansätze. Es ist erstaunlich, wie überschwänglich positiv die „nachgewiesene" Wirksamkeit oft dargestellt wird, obwohl eine genauere Betrachtung der Evidenz deutlich mehr Vorsicht anmahnt: So kommt die umfassendste Zusammenschau bisheriger methodisch akzeptabler Studien (Goyal et al. 2014) zu dem Schluss, dass die Qualität dieser Studien deutlich verbesserungswürdig sei. Die relativ dünne Datenlage deute zudem an, dass die Wirksamkeit achtsamkeitsbasierter Verfahren für Angststörungen, Depression, und Schmerzen bestenfalls schon etablierten Behandlungen vergleichbar ist, während es wenig Evidenz für Stress und allgemeines Wohlbefinden gäbe. Was den Einfluss auf Stimmungslage, Aufmerksamkeit, Drogenkonsum, Essverhalten, Schlaf und Gewicht angeht, sei die Datenlage so dünn, dass kein Schluss möglich ist.

Sowohl die fast hemmungslose Ausbreitung achtsamkeitsbasierter Verfahren als auch die häufig überpositive Darstellungen zur Wirksamkeit führt zu einer zunehmend kritischen Haltung in der Öffentlichkeit, die sich im Laufe der Zeit durchaus in breitere Ablehnung verwandeln kann.

▶ Um den langfristigen Nutzen achtsamkeitsbasierter Verfahren zu sichern, ist es daher entscheidend, dass wissenschaftliche Begründungen für Achtsamkeitsmeditation nicht über den wissenschaftlichen Erkenntnisstand hinausgehen.

Zudem ist fraglich, wie sinnvoll es ist, Meditation ausschließlich in ein medizinisches Defizitmodell einzubetten:

- In welcher Weise lernen Kursteilnehmer auf ihre eigenen Erfahrungen zu schauen, wenn die überwältigende Mehrzahl der Achtsamkeitstrainer defizitorientierte Ausbildungsprogramme durchlaufen haben?
- Möchten wir, dass Kindern in Vorschule und Schule mit einer Haltung begegnet wird, die das Augenmerk auf Defizite ausrichtet, anstatt Stärken und Qualitäten zu erkennen und kultivieren?
- Sind Mitarbeiter eines Großunternehmens durch eine Ausrichtung auf Schwächen bestmöglich unterstützt, wenn sie Achtsamkeitsmeditation üben?

Psychologisch-medizinische Sicht von Meditation

Information Menschen mit Defiziten, die eine psychologische Komponente haben, können Fähigkeiten vermittelt werden, die ihnen mehr inneren Freiraum und mehr psychologische Flexibilität geben. Durch achtsameres Erleben können psychologische Schwierigkeiten abgebaut werden, was – als sekundärer Effekt – möglicherweise auch eine Verbesserung körperlicher Gesundheit zur Folge hat. Die Schwerpunkte der vermittelten Information sind auf das behandelte Störungsbild zugeschnitten.

Meditation Beruhigende Meditationen, die inneren Abstand schaffen und versuchen, eine nicht-wertende Einstellung bezüglich innerer Erfahrungen zu entwickeln.

Verhalten Der Schwerpunkt liegt darauf, achtsames Erleben und Handeln in den Alltag zu bringen. Eine größere Bewusstheit für schädliche Gedanken- und Verhaltensmuster soll dann helfen, diese abzubauen. Darüber hinaus halten sich Achtsamkeitstherapeuten bezüglich konkreter Verhaltensratschläge oder ethischer Richtlinien zurück.

Grundprinzipien von Meditation

3

3.1 Ruhiges Verweilen

Ruhiges Verweilen, *śamatha* (Sanskrit), *samatha* (Pāli), oder *shi né* (Tibetisch) bezeichnet die grundlegende buddhistische Meditationsform, auf der alle weiteren Meditationen aufbauen. Sie wird auch Meditation der Geistesruhe genannt.

Eng verbunden mit dem Prinzip des Ruhigen Verweilens ist Achtsamkeitsmeditation, die zurzeit enorme Popularität genießt. Obwohl Ruhiges Verweilen die Grundlage ist, sei darauf hingewiesen, dass sich Verwendung des Begriffes Achtsamkeit innerhalb buddhistischer Traditionen nicht unerheblich vom säkularen Verständnis unterscheidet. Zudem fehlt säkularen Achtsamkeitsangeboten eine voll entwickelte ethische Dimension, die konkrete Sicht- und Verhaltensweisen beinhaltet. Verbunden damit, wird Meditation der Geistesruhe im Buddhismus stets nur als erster Schritt, als Vorbedingung für das Erlangen tiefer Einsicht verstanden, einer weiteren Dimension, die säkularen Achtsamkeitsangeboten völlig fehlt.

Nach buddhistischem Verständnis ist das normale, ungeübte Bewusstsein ständig durch die Extreme von Übererregung oder Dumpfheit beeinträchtigt. Erregte Zustände sind von Agitiertheit und Zerstreuung gezeichnet, in denen das Bewusstsein unkontrolliert Objekten, inneren und äußeren Erfahrungen, nachjagt. Das andere Extrem, Dumpfheit, zeichnet sich durch eine fehlende Frische und Klarheit des Erlebens aus und kann sich auch als Langeweile und vernebelte Wahrnehmung zeigen.

Meditationen der Geistesruhe haben das Ziel, eine geistige Ausgeglichenheit zu schaffen, die frei von diesen Extremen ist und in der ein stabiler, klarer und frischer Zustand der Konzentration über einen längeren Zeitraum aufrecht erhalten werden kann. Es gibt eine unglaubliche Vielfalt an Variationen dieser Methode.

© Springer Fachmedien Wiesbaden GmbH, ein Teil von Springer Nature 2019
P. Malinowski, *Vielfalt Meditation,* essentials,
https://doi.org/10.1007/978-3-658-24568-9_3

Ihnen ist gemeinsam, dass der Meditierende seine Aufmerksamkeit auf ein Objekt ausrichtet und sich darin übt, dieses Objekt kontinuierlich und mit klarer Frische unabgelenkt zu erfahren. Abb. 3.1 stellt dieses Übungsprinzip visuell dar. Der innere Kreis beschreibt die Meditationsanweisung bzw. die Erfahrung des Meditierenden: 1) Die Aufmerksamkeit wird auf ein Objekt ausgerichtet, zum Beispiel körperliche Empfindungen, die mit dem Atem einhergehen. 2) Früher oder später wird der Geist abgelenkt. 3) Sobald die Ablenkung erkannt ist, 4) lässt man

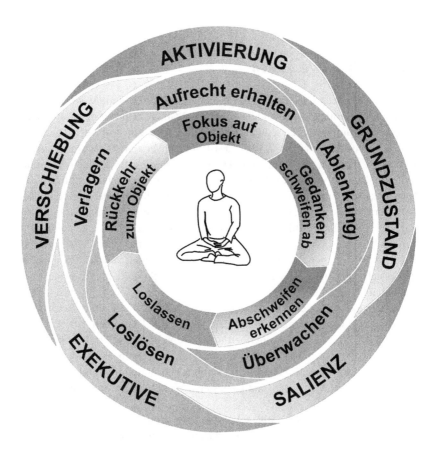

Abb. 3.1 Die Meditation des Ruhigen Verweilens. Innerer Kreis: die Erfahrung des Meditierenden; mittlerer Kreis: einbezogene kognitive Prozesse; äußerer Kreis: aktive Aufmerksamkeitsnetzwerke im Gehirn. (Abbildung basierend auf Malinowski 2013b, Creative Commons CC-BY Lizenz)

von der geistigen Beschäftigung mit der Ablenkung ab und 5) verlagert man die Aufmerksamkeit wieder auf das Objekt. Dieser sich wiederholende Prozess wird zudem mit einer gleichmütigen Geisteshaltung verbunden: weder die Qualität der Meditation noch die Inhalte der verschiedenen Ablenkungen werden bewertet. Da es grundlegend nicht um Eigenschaften des Meditationsobjektes geht, sondern um die Übung gleichmütiger Geistesruhe – veredelter Aufmerksamkeit – kann prinzipiell jedes Sinnesobjekt sowie jede innere Erfahrung zum Meditationsobjekt werden: ein Glas Bier, das Zwitschern eines Vogels oder die geistig vergegenwärtigte Form eines Buddhas. Teilweise üben fortgeschrittene Meditierende auch Ruhiges Verweilen, ohne ein Objekt als Referenzpunkt zu verwenden.

Folgendes Zitat aus dem *Mahāyānasūtrālamkāra (XVIII: 54)*[1] von Asanga, einem klassischen Text des indo-tibetischen Buddhismus, fasst Kernpunkte des Ruhigen Verweilens kompakt zusammen:

> Achtsamkeit und Introspektion werden gelehrt, weil die erste verhindert, dass sich die Aufmerksamkeit in Objekten zerstreut, während die zweite die Zerstreuung erkennt.

Diese etwa 1700 Jahre alte Aussage lässt mich als Kognitiven Neurowissenschaftler aufhorchen, deutet sie doch auf kognitive Funktionen hin, die von uns ausführlich erforscht werden. Der mittlere Kreis in Abb. 3.1 setzt die Erfahrung des Meditierenden (innerer Kreis) in Beziehung zu diesen kognitiven Funktionen[2]. Von besonderem Interesse ist dabei das Beobachten oder Überwachen der eigenen Bewusstseinsprozesse, auch Meta-Kognition genannt. Ob Introspektion oder Meta-Kognition genannt, handelt es sich um einen unabdingbaren Aspekt der Meditation:

▶ Nur wenn meditative Konzentration mit dem Gewahrsein des erlebenden Geistes verbunden ist, handelt es sich um Meditation des Ruhigen Verweilens.

---

[1]Die genaue Wortwahl stammt vom Autor, auf der Basis von Wallace (2006) und Maitreyanātha/Āryāsanga (2004).

[2]Der äußere Kreis benennt die verschiedenen Netzwerke im Gehirn, von denen man vermutet, dass sie die neuronale Grundlage dieser kognitiven Prozesse sind. Sie werden hier nicht weiter diskutiert.

Wie Shamar Rinpoche (2013) erklärt, wird mit zunehmender Übung der erlebende Geist selbst zum Objekt der Meditation, ein Schritt der die Grundlage für die Meditation der Tiefen Einsicht (Abschn. 3.4) bildet.

Konzentration und Aufmerksamkeit
Um die Bedeutung von meditativer Konzentration der Geistesruhe noch etwas herauszuarbeiten, ist es hilfreich, sie von zwei anderen Arten der Konzentration abzugrenzen:

• Die erste Art besteht darin, unsere Konzentration so sehr zu schärfen, dass wir ausschließlich das gewählte Objekt wahrnehmen. Kognitionspsychologen nennen dies selektive Aufmerksamkeit, die geistige Fähigkeit sich ausschließlich auf einen Stimulus einzustellen, während alle anderen möglichen Stimuli aktiv dem Bewusstsein ferngehalten werden.

• Die zweite Art lässt sich gut anhand eines Beispiels illustrieren: Begnadeten Computerspielern fällt es leicht, sich stundenlang zu konzentrieren und aufgrund der umfassenden und mitreißenden Erfahrung völlig unabgelenkt in dem Spiel aufzugehen. Abhängig von der Intensität und Attraktivität der Stimulation sowie der damit verbundenen Herausforderung, kann ein Spieler für lange Zeiträume hoch konzentriert in der Aktivität aufgehen und die Wahrnehmung von Zeit und Umgebung verlieren.

Bei diesen beiden Formen der Aufmerksamkeit geht dabei das Bewusstsein für alle anderen Eindrücke und Erfahrungen weitgehend verloren. Ruhiges Verweilen vermeidet hingegen diese beiden Extreme. Die Aufmerksamkeit ist weder in ausschließender Weise auf ein Objekt ausgerichtet, noch hängt sie von intensiver Stimulation ab. Vielmehr handelt es sich um eine ausgeglichene, stabile, klare und frische Wachheit, bei der sich der Meditierende einer Vielzahl von Erfahrungen gleichzeitig bewusst ist, jedoch ohne sich von ihnen einbinden zu lassen.

3.2 Mitgefühl

Das Kultivieren von Mitgefühl spielt sowohl im Theravāda als auch im Mahāyāna eine große Rolle, wenn auch mit unterschiedlicher Betonung.

Eine positive Haltung gegenüber anderen Wesen wird anhand der *Vier Unermesslichen* weiter aufgefächert; grundlegende Eigenschaften unseres Seins, die durch Meditationspraxis zur Reife geführt werden.

Die Vier Unermesslichen

Unermessliche Liebe	Der Wunsch, dass andere Wesen Glück erfahren und auch die Ursachen für ihr weiteres Glück gegeben sind.
Unermessliches Mitgefühl	Der Wunsch, dass andere Wesen frei von Schmerz und Leid sind, sowie von allen Ursachen, die dazu führen könnten.
Unermessliche Mitfreude	Ausdruck der Freude daran, dass andere Wesen wahrhaftes Glück und Erfüllung erfahren und der Wunsch, dass dies dauerhaft so bleibt.
Unermesslicher Gleichmut	Die Betonung einer ausgeglichenen Geisteshaltung, die alle Wesen in gleichem Maße wertschätzt und sich ihrer Buddhanatur bewusst ist.

Uns zur Verfügung stehende Begriffe differenzieren die verschiedenen Aspekte von Mitgefühl nicht ausreichend. Daher erscheint Mitgefühl hier als Überbegriff und gleichzeitig auch als spezifische geistige Eigenschaft. Als Überbegriff ist Mitgefühl eine freie Übersetzung von Bodhicitta (Sanskrit), häufig übersetzt als „Erleuchtungsgeist" oder „erleuchtete Geisteshaltung" (siehe Mahāyāna Abschn. 2.3.).

Im Großen Weg und im Diamantweg hat die Entwicklung von Mitgefühl zentrale Bedeutung: das Ziel dieser Wege, die Vervollkommnung aller geistiger Qualitäten, ist ohne Verwirklichung von Bodhicitta nicht möglich. Kurz gesagt, solange die persönliche Verwirklichung einen höheren Stellenwert hat, als das Glück anderer, ist Bodhicitta begrenzt. Im eigenen Erleben besteht dann weiterhin eine grundlegende, wenn auch subtile, Trennung zwischen der eigenen Person und anderen.

In manchen Meditationen gibt Mitgefühl vorrangig den motivationalen Rahmen, der allen Meditationsübungen und Aktivitäten eine eindeutige Ausrichtung gibt. Andere Meditationen (Abschn. 4.6) zielen direkt auf die Entfaltung von Mitgefühl ab oder stärken das Vertrauen in Mitgefühl als grundlegende geistige Eigenschaft.

3.3 Vertrauen

Die Entwicklung von Vertrauen in die Buddhanatur, eine tief verankerte Gewissheit das Bewusstheit, unabhängig von den spezifischen Inhalten des Erlebens, an sich erfüllend ist und einen tiefen Reichtum in sich birgt, ist ein weiterer, besonders tiefgründiger Zugang zu Meditation. Obwohl sich dieser Zugang ohne einen direkten „Geschmack" dieser Art zu meditieren, kaum erschließt, sei er hier kurz erwähnt.

Meditation als Spiegel

Statt ausschließlich auf einen sukzessiven, stufenweisen Aufbau verschiedener Qualitäten zu bauen, beziehen sich diese Meditationen auf das Ziel selbst. Die verschiedenen Buddhaformen (Tibetisch: *Yidam*), die insbesondere aus dem tibetischen Vajrayāna-Buddhismus bekannt sind, drücken die unterschiedlichen geistigen Qualitäten bildhaft aus. Die gelegentliche Bezeichnung als „Gottheiten" ist irreführend, da die unzutreffende Vorstellung mitschwingt, dass es sich um unabhängig existierende göttliche Wesen handeln würde.

Angemessener ist dagegen die Vorstellung, diese Buddhaformen als Spiegel der geistigen Qualitäten zu sehen. Der Meditierende stellt sich auf eine bestimmte Buddhaform ein, z. B. eine Form die grenzenlose Liebe und Mitgefühl ausdrückt, und versteht zunehmend, dass Liebe und Mitgefühl grundlegende Eigenschaften sind, die stets vorhanden sind und nur erweckt werden müssen (Bokar Rinpoche 1991). Durch Identifikation mit Buddhaformen, die z. B. verschiedene Facetten von Mitgefühl, Weisheit, Freude oder Tatkraft ausdrücken, wächst im Meditierenden die Gewissheit, dass diese Eigenschaften grundlegend sind, und sich natürlich ausdrücken, wenn die eigene Wahrnehmung nicht durch persönliche Gefühlswelten, Vorstellungen, Erwartungen und Befürchtungen überlagert sind. Neben Meditationen, die verschiedene Buddhaformen als Spiegel verwenden, beziehen sich andere Meditationen direkt auf die überpersönlichen Eigenschaften eines verwirklichten buddhistischen Lehrers (siehe Abschn. 4.7).

3.4   Tiefe Einsicht

Das Üben Tiefer Einsicht (Sanskrit: *vipaśyanā;* Pali: *vipassanā;* Tibetisch: *lhag thong*), oder kurz Einsichtsmeditation, ist ein besonderes Merkmal buddhistischer Meditationssysteme. Mit dem Auftreten der modernen Vipassanā-Bewegung (Abschn. 4.3), ist der Begriff indirekt ins öffentliche Bewusstsein getreten, obwohl seine Tiefgründigkeit dabei wohl häufig nicht voll erfasst wird.

Bei Tiefer oder auch Durchdringender Einsicht handelt es sich um ein Konzept, das in buddhistischen Traditionen weit verbreitet ist, aber in unterschiedlicher Weise interpretiert wird. Dem tibetisch-buddhistischen Verständnis folgend, würde ich sagen, dass wir nur dann von einem vollständigen buddhistischen Meditationsweg reden können, wenn er Tiefe Einsicht als Ziel hat, selbst wenn dieser Begriff keine Nennung findet, zum Beispiel wenn ein Bestandteil des Lehrsystems ist, kein Ziel zu formulieren. Denn letztendlich ist vollkommene Einsicht nichts anderes als Buddhaschaft (eine prägnante Ausführung dazu findet sich in Shamar Rinpoche 2013).

▶ Der Begriff Tiefe Einsicht (*vipaśyanā; vipassanā; lhag thong*) kann sich sowohl auf eine Meditationsübung als auch auf einen geistigen Zustand, das Resultat eines Meditationsweges beziehen.

Ein wirkliches Verständnis von Einsicht kann nicht begrifflich vermittelt werden und bedarf vor allem der Anleitung durch einen buddhistischen Meditationsmeister, der diese Verwirklichung in sich trägt. Daher nur ein paar Worte, die hoffentlich zumindest eine grobe Idee vermitteln, worum es geht. Stark vereinfacht besteht Einsichtsmeditation darin, alle Erscheinungen zu hinterfragen und zielt darauf ab, das Bewusstsein in einem Zustand frei von dualistischer Wahrnehmung verweilen zu lassen, sodass sich alle geistigen Täuschungen auflösen. Welche Methoden verwendet werden, und ob sie mit dem Begriff Tiefe Einsicht belegt werden, kann höchst unterschiedlich sein. Das entscheidende Merkmal ist, dass sie auf das Erkennen, Erfahren und Verwirklichen der Seinsweise des Selbst und der erlebten Phänomene abzielen: weder das erlebte Selbst noch die verschiedensten Erscheinungen besitzen eine wahrhafte, unabhängige und dauerhafte Existenz.

Einsichtsmeditation baut auf meditativer Stabilität auf, die durch Meditation der Geistesruhe entwickelt wird. Wie dabei die Schwerpunkte gesetzt werden, ist jedoch unterschiedlich. Während in manchen Zugängen vollendete Geistesruhe als Voraussetzung für Tiefe Einsicht gesehen wird, betonen andere Ansätze die Gefahr von ausschließlicher Geistesruhe. Sie warnen, dass das Festhalten an freudvollen Geisteszuständen, die mit großer Konzentration einhergehen, zu einer Sackgasse für die eigene Entwicklung werden kann, da diese als Einsicht missverstanden werden können. Hier wird in ganz praktischer Weise die Bedeutung eines erfahrenen Meditationslehrers deutlich, der solche Missverständnisse aufdecken kann.

In manchen Darstellungen wird der Begriff Vipassanā/Tiefe Einsicht in sehr allgemeiner Form verwendet, ohne sich dabei vorrangig auf den hier beschriebenen fortgeschrittenen Aspekt der Meditation zu beziehen. Die international verbreitete Bezeichnung Vipassanā beinhaltet Meditationen, die auch Anfängern ohne Vorerfahrung mit Meditation angeboten wird und bei denen die Entwicklung von Geistesruhe im Vordergrund steht (Abschn. 4.3).

▶ Einsichtsmeditation ist eine sehr fortgeschrittene Meditationsform und sollte nicht mit der international verbreiteten, allgemeinen Bezeichnung „Vipassanā" gleichgesetzt werden.

Meditationsübungen und – angebote 4

4.1 Das Feld säkularer Achtsamkeitsprogramme

Ins öffentliche Bewusstsein ist Achtsamkeit besonders durch die Pionierarbeit von Jon Kabat-Zinn (2007) gerückt. In den siebziger Jahren löste er ein paar grundlegende Meditationsübungen aus ihrem buddhistischen Rahmen heraus und präsentierte sie als universell anwendbare und betont nicht-spirituelle Übungen innerhalb des Programms achtsamkeitsbasierte Stressreduktion (mindfulness-based stress reduction, MBSR). Geschaffen war ein klinisch-therapeutisches Programm, zugeschnitten auf Menschen mit chronischen Schmerzen, denen kein anderer therapeutischer Zugang geholfen hatte. Auf diesem Prototyp aufbauend und mehr und mehr psychologisch-therapeutische Terminologie einbeziehend, wurde in den folgenden Jahrzehnten eine Vielzahl weiterer achtsamkeitsbasierter Programme entwickelt, für die verschiedensten therapeutischen Anwendungsbereiche.

In der Verwendung von Achtsamkeit haben sich Kabat-Zinn und andere Achtsamkeitstherapeuten nicht der präzisen Definitionen buddhistischer Traditionen bedient. Vielmehr hat sich eine Gruppe von Experten auf eine Minimaldefinition geeinigt (Bishop et al. 2004), die die zwei Hauptmerkmale therapeutisch orientierter Achtsamkeitsmeditation herausstellt:

- **Selbst-Steuerung von Aufmerksamkeit:** Wie schon im vorherigen Abschnitt zum Ruhigen Verweilen beschrieben, geht es hier um die Verfeinerung unserer Konzentrationsfähigkeit, die uns befähigt, unsere Aufmerksamkeit für lange Zeit auf frei gewählten inneren oder äußeren Objekten ruhen zu lassen.
- **Ausrichtung auf Erleben:** Der Meditierende entscheidet sich bewusst, seine Aufmerksamkeit auf das augenblickliche Erleben auszurichten. Gedanken,

© Springer Fachmedien Wiesbaden GmbH, ein Teil von Springer Nature 2019
P. Malinowski, *Vielfalt Meditation,* essentials,
https://doi.org/10.1007/978-3-658-24568-9_4

Gefühlen, Empfindungen und Sinneseindrücken wird mit neugieriger, nicht-
wertender Offenheit begegnet; allein weil sie erscheinen sind sie relevant und
Objekt der Beobachtung. Die nicht-bewertende, akzeptierende Haltung aller
auftauchenden Erfahrungen steht somit im Mittelpunkt.

Aus der Stärkung dieser nicht-wertenden, konzentrierten Offenheit für momen-
tanes Erleben ergäbe sich dann ein innerer Freiraum zwischen der Wahrnehmung
und der Reaktion, der es ermöglicht in flexiblerer und angemessenerer Weise zu
reagieren. Zwei häufige Missverständnisse sollen hier ausgeräumt werden:

1. **Aufmerksamkeit allein ist nicht Achtsamkeit:** Geistige Übungen, die allein
   auf die Verbesserung von Aufmerksamkeitssteuerung abzielen, sind keine
   Achtsamkeitsmeditationen. Nur wenn **beide Komponenten** zusammen kommen, Aufmerksamkeitssteuerung und eine nicht-wertende Ausrichtung auf
   Erleben, handelt es sich um Achtsamkeitsmeditation.
2. **Eine nicht-wertende Haltung in Meditation ist von notwendigen Entscheidungen im Alltag zu unterscheiden:** In Meditation eine akzeptierende
   Haltung zu üben, bedeutet nicht, im Alltag alles, was uns vorgesetzt wird, zu
   tolerieren. Während der Meditation alle Inhalte des Erlebens so zu belassen,
   wie sie sind und den üblichen geistigen Mustern von Bewertungen, Vorlieben
   und Abneigungen nicht zu folgen, ist eine grundlegend andere Situation, als
   im alltäglichen Handeln vor Entscheidungen zu stehen. Selbstverständlich
   bedeutet es nicht, alles was uns widerfährt zu akzeptieren. Es ist jedoch zu
   erwarten, dass uns die entwickelte offene Geisteshaltung im Alltag befähigt,
   Situationen realistischer zu bewerten: Ist unsere Wahrnehmung weniger
   von automatischen Bewertungsmustern gefärbt, so fällt es gerade in heraus-
   fordernden Situationen leichter, den Überblick zu wahren.

Das Intention – Attention – Attitude Modell
Ein bekanntes psychologisches Modell erweitert die Minimaldefinition von
Bishop et al. (2004) und stellt Achtsamkeitsmeditation als Zusammenspiel der
drei Anteile Absicht (Intention), Aufmerksamkeit (Attention) und Einstellung
(Attitude) dar (Shapiro et al. 2006). Die drei Komponenten sind in einem dyna-
mischen Prozess miteinander verwoben. Praktizieren wir Achtsamkeit, sind wir
aus einem bestimmten Grund (**Absicht**) in einer bestimmten Weise (**Einstellung**)
aufmerksam (**Aufmerksamkeit**).

Absicht Achtsamkeitsmeditation ist mehr als eine bloße Technik. Es braucht einen bestimmten Grund, eine bestimmte Absicht, eine Vision oder ein Ziel. Ansonsten wird unserer Praxis die nötige Ausdauer und Kraft fehlen. Die Absichten können jedoch sehr verschieden und weit gefächert sein. Ein überlasteter Manager mag Achtsamkeitsübungen verwenden, um sich weniger gestresst zu fühlen und auf potenziell stressvolle Situationen besser vorbereitet zu sein. Jemand anderes mag insbesondere seine körperliche Gesundheit im Auge haben und auf die positiven Wirkungen von Meditation auf das Herzkreislaufsystem und die körpereigene Immunabwehr abzielen.

Aufmerksamkeit Die grundlegenden Schritte des Verfeinerns von Aufmerksamkeit, die zu gesteigerter und ausgeglichener Konzentrationsfähigkeit führen, wurden schon im Abschnitt über Ruhiges Verweilen (Abschn. 3.1, Abb. 3.1) beschrieben.

Einstellung Die Komponente der Einstellung entspricht dabei der schon genannten nicht-beurteilenden Ausrichtung auf Erfahrung, mit der wir in Meditation – und mehr und mehr auch im Alltag – aufmerksam sind. Eine im Moment des Erlebens auftauchende Erfahrung wird erkannt und ohne weitere Auseinandersetzung als das belassen, was sie ist. Neben Nicht-Bewerten, Offenheit und einer gewissen Neugier für vielleicht unerwartete Impulse, die im eigenen Geist auftauchen mögen, ist auch eine vertrauensvolle Grundhaltung von Bedeutung, die es erlaubt, alle Erfahrungen so zu belassen, wie sie sich zeigen.

Laut IAA-Modell führt das Zusammenspiel dieser drei in Abb. 4.1 dargestellten Komponenten zu einer übergeordneten Veränderung (einem sogenannten Meta-Mechanismus), einer grundlegenden Veränderung der Perspektive, dem transformativen Effekt von Achtsamkeitsmeditation. Sie ermöglicht, sich weniger mit den Inhalten des Erlebens zu identifizieren und diese dadurch mit größerer Klarheit und Objektivität wahrzunehmen. Zum Beispiel können Gefühle so objektiver als geistiger Ablauf beobachtet werden, statt sie reflexartig, automatisch und ohne viel Bewusstsein als „die Wirklichkeit" zu erfahren. Diese Transformation wird häufig als *reperceiving* oder *decentering* bezeichnet, ein bewusstes und flexibles Loslassen des Überengagements mit Erlebensinhalten.

Dies muss deutlich von Desinteresse, Apathie oder gar pathologischen Dissoziationszuständen unterschieden werden. Desinteresse und Apathie sind von Abwertung und Unklarheit der Erlebnisinhalte gekennzeichnet. Bei Dissoziationszuständen handelt es sich um ein unwillkürliches, nicht bewusstes und nicht steuerbares Auseinanderfallen üblicherweise integrierter Funktionen, das mit Kontrollverlust einhergeht. Weder Abwertung, Dumpfheit oder Kontrollverlust

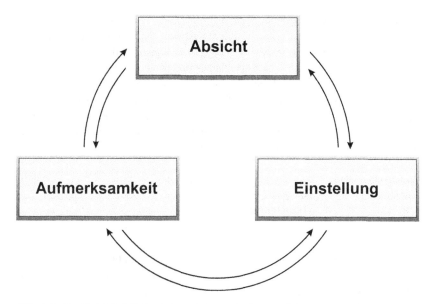

Abb. 4.1 Das IAA Modell der Achtsamkeitsmeditation. Drei Anteile der Achtsamkeit, die sich in wechselseitigem Zusammenspiel befinden

sind jedoch Bestandteil der Achtsamkeitsmeditation oder des *Decenterings*. Vielmehr zeichnet sich diese Veränderung durch größere Klarheit und Bewusstheit aus und sollte daher als ein Schritt zu einem natürlicheren Erleben, das weniger von Über- oder Fehlinterpretationen und unkontrollierten geistigen Automatismen bestimmt ist, verstanden werden.

Achtsamkeitsbasierte Programme
Mindfulness-based stress reduction, das direkt darauf aufbauende *mindfulness-based cognitive therapy* Programm (MBCT) sowie eine Vielzahl weiterer Programme, die sich aus diesen Grundformen abgeleitet haben, werden üblicherweise im 8-wöchigen Gruppenformat angeboten.

Die säkularen Achtsamkeitsmeditationen, die als formale Übungen Teil dieser Programme sind, werden im nächsten (Abschn. 4.2) beschrieben. Neben diesen Übungen beinhalten die Programme auch Körperübungen (z. B. Yoga) sowie informelle Übungen, die darauf abzielen, die Bewusstheit im Alltag zu stärken. Zudem spielen der Gruppenaustausch über die Erfahrung mit den Übungen sowie Information zu den psychologischen Hintergründen eine wichtige Rolle.

Achtsamkeit und Positive Psychologie

Im Rahmen der Positiven Psychologie ist das Angebot der achtsamkeitsbasierten Verfahren um einen Zugang bereichert worden, der weniger defizitbezogenen ist. Seit Beginn des neuen Millenniums hat diese psychologische Disziplin dazu beigetragen, positive Aspekte des menschlichen Daseins ins Bewusstsein zu rücken. Als umfassendster und überzeugendster Ansatz der Positiven Psychologie hat sich dabei das Herausarbeiten von kulturübergreifenden Tugenden und Charakterstärken bewiesen. Ein Team von 55 Wissenschaftlern unter Leitung von Chris Peterson hat in jahrelanger systematischer Detailarbeit klassische Texte der Philosophie und der sieben größten religiösen Weltanschauungen auf konvergierende Themen durchforstet (Peterson und Seligman 2004). Als Hauptgruppen kristallisierten sich die sechs Tugenden Weisheit, Mut, Gerechtigkeit, Menschlichkeit, Mäßigung und Transzendenz heraus, denen sich wiederum mehrere Charakterstärken zuordnen ließen (siehe Tab. 4.1). In weiteren Arbeiten wurde und wird die Universalität dieser Charakterstärken über 52 und mehr Nationen hinweg bestätigt (Park et al. 2006). Tendenz steigend (Mc Grath 2015).

Tab. 4.1 Die sechs Tugenden und 24 Charakterstärken, auf die sich das Programm *„Mindfulness-based Strengths Practice"* von Ryan Niemiec stützt

1. Weisheit und Wissen: kognitive Stärken, die den Erwerb und den Gebrauch von Wissen beinhalten	
Kreativität	Neue und effektive Wege finden Dinge zu tun
Neugier	Interesse an aktuell Erlebtem und der Umwelt haben
Urteilsvermögen	Dinge durchdenken und von allen Seiten betrachten
Liebe zum Lernen	Neue Fähigkeiten erlernen und Wissen aneignen
Weisheit	In der Lage sein, guten Rat zu geben
2. Mut: emotionale Stärken, unter Einsatz von Willenskraft innere und äußere Hindernisse überwinden um Ziele zu erreichen	
Tapferkeit	Sich nicht Bedrohung oder Schmerz beugen, Herausforderungen stellen
Ausdauer	Zu Ende führen was begonnen wurde, auch in Angesicht von Schwierigkeiten
Ehrlichkeit	Die Wahrheit sagen und aufrichtig und authentisch auftreten
Freudvolle Anstrengung	Der Welt mit Begeisterung und Energie begegnen

(Fortsetzung)

Tab. 4.1 (Fortsetzung)

3. Menschlichkeit: zwischenmenschliche Stärken, die liebevollen menschlichen Austausch ermöglichen

Liebe	Menschliche Nähe schätzen und herstellen können
Güte	Freundlich sein, Gefallen tun und gute Taten vollbringen
Soziale Intelligenz	Sich der Beweggründe und Gefühle von sich selbst und anderen bewusst sein

4. Gerechtigkeit: Stärken, die das Gemeinwesen und Zusammenleben fördern

Teamwork	Gut als Mitglied eines Teams arbeiten
Fairness	Alle Menschen nach dem Prinzip der Gleichheit und Gerechtigkeit behandeln
Führungsvermögen	Gruppenaktivitäten organisieren und ermöglichen

5. Mäßigung: Stärken, die Exzessen entgegenwirken

Verzeihen	Denen Vergeben die einem Unrecht getan haben
Bescheidenheit	Das Erreichte für sich sprechen lassen
Vorsicht	Nichts tun oder sagen, was später bereut werden könnte
Selbststeuerung	Regulieren was man tut und fühlt

6. Transzendenz: Stärken, die uns einer höheren Macht näher bringen und Sinn stiften

Sinn für das Schöne	Schönheit und Exzellenz in allen Lebensbereichen schätzen und anerkennen
Dankbarkeit	Gute Dinge zu schätzen wissen und Dank ausdrücken
Hoffnung	Das Beste erwarten und sich dafür einsetzen, es zu erreichen
Humor	Lachen und Humor schätzen; die Leute gerne zum Lachen bringen
Spiritualität	Kohärente Überzeugungen über Sinn und Bedeutung des Lebens haben, die Haltung und Verhalten Richtung geben

Das von Ryan Niemiec entwickelte Programm *„Mindfulness-based Strengths Practice"* (Niemiec 2014) verknüpft das Beste der achtsamkeitsbasierten Methoden mit diesen 24 Charakterstärken. In der Grundstruktur angelehnt an MBSR üben und lernen die Teilnehmer, unterstützt durch Meditation ihre Charakterstärken zu entdecken und gezielter anzuwenden. Im Gegenzug werden diese Charakterstärken dann eingesetzt, um die eigene Meditationspraxis und Achtsamkeit zu entwickeln und festigen.

4.2 Säkulare Achtsamkeitsmeditationen

▶ Grundlegend ist säkulare Achtsamkeitsmeditation nichts anderes als eine einfache Form des Ruhigen Verweilens.

Achtsamkeit auf den Atem

Der Einstieg in Meditationen der Geistesruhe – und damit auch Achtsamkeitsübungen – sind häufig Meditationen, die den Atem als Objekt verwenden. Dies kann in unterschiedlicher Weise geübt werden. Zum einen kann sich die Meditation auf das Spüren der Empfindungen des Atmens an verschiedenen Stellen des Körpers ausrichten, z. B. Nasenspitze, Zwergfell oder Bauchdecke. Man kann dem Atemstrom beim Ein- und Ausatmen dynamisch folgen oder die Atemzüge zählen.

Welche Kombination man auch verwendet, so geht es immer darum, eine klare Wahrnehmung der Empfindung des Atmens zu entwickeln, die dann als Anker oder Referenzpunkt verwendet wird. Durch so einen Bezugspunkt wird es einfacher, geistiges Abschweifen, Tagträumen oder andere Ablenkung zu erkennen und damit die Stabilität, Klarheit und Frische des Erlebens zu üben.

Diese Art der Übung trainiert die Konzentrationsfähigkeit, und – sofern mit einer nicht wertenden Haltung verbunden – auch das Feingefühl für verschiedenste geistige Regungen.

Body Scan

Diese nicht-beurteilende Aufmerksamkeit wird im Body Scan auf den gesamten Körper gerichtet. Üblicherweise werden die Teilnehmer angeleitet, den Body San im Liegen auszuführen. Dies ist verständlich, da es so einfacher ist, einen Zustand körperlicher/muskulärer Entspannung zu erreichen. Andererseits läuft diese Position jedoch der Grundausrichtung auf geistige Frische und Wachheit zuwider. Dieser Widersprüchlichkeit muss der Anleitende in geschickter Weise begegnen. Es gilt zu verhindern, dass sich Meditation als Mittel zur körperlichen Entspannung im Erleben der Teilnehmer verankert. Meditation würde sonst eher ein Weg zum Einschlafen statt zum Erwachen.

Als Meditation wird der Body Scan nicht geübt, um sich körperlich zu entspannen, sondern um mit der Achtsamkeit den eigenen Körper – von Scheitel bis Sohle – „abzutasten", wiederum in nicht-bewertender Weise, mit klarer, frischer Bewusstheit. Dies kann innerhalb von wenigen Minuten geschehen, oder sich über einen längeren Zeitraum ausdehnen.

Gehmeditationen

Gehmeditationen – oder allgemeiner Achtsamkeitsmeditationen in Bewegung – ähneln dem Body Scan, da sie ebenfalls auf ein stärkeres Körperbewusstsein abzielen. Während die geistige Haltung die gleiche ist, geht es darum, Achtsamkeit zu entwickeln, während sich der Körper bewegt. Dies kann mit unterschiedlichen Geschwindigkeiten geschehen. Eine extrem verlangsamte Bewegung wird dabei als besonders nützlich gesehen, da es unserem inneren Drang schnell von hier nach da zu gelangen entgegenwirkt und so dabei hilft, sich im Moment des Erlebens zu Hause zu fühlen.

4.3   Die Vipassanā-Bewegung

„Vipassanā-Bewegung" wird als Bezeichnung bestimmter moderner Zweige des Theravāda verwendet. In den USA ist dies besonders auch mit dem Label „Insight Meditation" verbunden. Besondere Bekanntheit haben Vipassanā-Zurückziehungen erlangt, vorrangig durch die Aktivität des burmesisch-indischen Meditationslehrer S. N. Goenka, der weltweit tätig aktiv war. Er propagierte insbesondere die Universalität buddhistischer Meditation jenseits von Traditionen oder spiritueller Zugehörigkeit. So kann jeder Interessierte, selbst ohne jegliche Vorbereitung oder Vorerfahrung, an einer 10-tägigen Schweige-Zurückziehung mit stark einschränkendem Verhaltenskodex und intensiver Meditationspraxis teilnehmen[1].

Body Sweeping

Neben der Meditation auf den Atem ist das Body Sweeping (im Sinne von „abtasten") eine der Hauptübungen. Dem säkularen Body Scan sehr ähnlich, wird die Aufmerksamkeit systematisch durch den gesamten Körper geführt, aber mit einer tiefgründigeren Sichtweise, die das spirituelle Ziel mehr in den Vordergrund rückt. Sich aller körperlichen Empfindungen genau bewusst zu werden und das Zusammenspiel und die ständige Veränderung von Körper und Geist zu erleben, wird so zum Weg in die Einsicht (Hart 2011).

---

[1]http://www.dhamma.org/en/about/qanda Zugegriffen: 13. September 2018.

4.4   Transzendentale Meditation

Es ist nicht einfach, an konkrete Darstellungen der Meditationsübungen selbst zu kommen. Ein kürzlich erschienenes Buch von Bob Roth (2018), Direktor der David Lynch Foundation[2] und einer der prominentesten transzendentalen Meditationslehrer, gibt auf wenigen Seiten einen begrenzten Einblick in das Programm. Hauptsächlich liest sich seine Darstellung aber wie eine Werbebroschüre, gespickt mit verschiedensten Erfolgsgeschichten.

Üblicherweise lernt man TM in 90-minütigen Einzelsitzungen mit einem Meditationslehrer innerhalb von vier Tagen. In der ersten Sitzung bekommt man ein bedeutungsfreies Mantra, das aber gleichzeitig eine positive Wirkung entfalten soll. Obwohl selten deutlich gesagt, handelt es sich bei diesen Mantras um die Namen hinduistischer Gottheiten, die dem Übenden nach einem einfachen System zugeordnet werden. Die Meditation besteht darin, dieses Mantra bei geschlossenen Augen innerlich, also lautlos, langsam für sich wiederholt zu denken. Dies soll zu „automatischer Selbst-Transzendenz" führen, in der die üblicherweise nach außen gerichtete gedankliche Aktivität erst zu feineren Gedanken und dann zurück zur „Quelle der Gedanken" führt, einem Zustand ohne Gedanken, dem „transzendentalen Bewusstsein" eines kosmischen Individuums. Dies zu erkennen wurde von *Maharishi Mahesh Yogi* als Erleuchtung beschrieben[3].

Roths Buch beschäftigt sich nur mit den ersten Schritten transzendentaler Meditation, die er als einfach auszuführen beschreibt. Übt man diese täglich für 20 min sowohl morgens als auch abends, so soll dabei eine tiefe Entspannung und ein Gefühl von Wohlbefinden erfahren werden. Zudem soll es zu mehr Erfolg, Kreativität, Intelligenz, Energie, Fokus und Widerstandskraft führen.

Wer über Entspannung hinausgehen will, dem bietet sich die Möglichkeit, tiefer in transzendentale Meditation einzudringen, anhand einer eklektischen Auswahl hinduistischer Methoden. Dies beinhaltet verschiedene Yoga-Programme und das „TM-Sidhi Programm". Dieses bezieht sich auf Fragmente aus Patañjalis Yoga-Sutras und hat das Ziel verschiedene *Siddhis* (Sanskrit: Errungenschaften, Kräfte) zu erlangen, wie zum Beispiel verfeinerte Sinneswahrnehmung, die volle Entfaltung der Gefühlsebene oder auch Levitation (Yoga-Flugtechnik).

---

[2]Die *David Lynch Foundation* hat das Ziel, TM in soziale Einrichtungen und Schulen zu bringen (www.davidlynchfoundation.org).

[3]http://de.tm.org/erleuchtung Zugegriffen: 20. August 2018.

4.5   Prāṇāyāma – Atemmeditationen

Anders als bei Meditationen der Geistesruhe (einschließlich achtsames Atmen), bei denen Atem als Objekt verwendet wird, um die Aufmerksamkeit zu verankern, steht bei Prāṇāyāma-Meditationen die gezielte Beeinflussung unserer Erfahrung durch geschickte Kontrolle und Lenkung es Atems im Vordergrund. Der Atem kann dabei in vielzähligen Weisen beeinflusst und gehalten werden. Die begrifflichen Kategorisierungen sind dabei nicht immer klar, sodass die gleichen Übungen bei verschiedenen Lehrern unterschiedlich benannt sein können und unterschiedliche Übungen gleich benannt werden. Je nachdem, wie nah das Angebot an den hinduistischer Wurzeln ist, werden eher spiritueller Nutzen oder weltlicher Nutzen betont. Innerhalb Patañjalis Yoga-Systems ist die Hauptfunktion dieser Übungen, hohe Konzentrationsfähigkeit zu fördern, in modernen Angeboten werden hingegen insbesondere die positiven Einflüsse auf Gesundheit betont.

4.6   Mitgefühlsmeditationen

Liebende Güte – Mettā Meditation

Den Pali Begriff für Liebende Güte verwendend, wird diese weit verbreitete Meditation häufig als Mettā Meditation bezeichnet. Sie zielt darauf ab, ein tiefes Gefühl von Liebe und Mitgefühl zu kultivieren und dieses mehr und mehr auszudehnen. In der Übung wiederholt man Wünsche für das Wohlergehen anderer Personen, die zum Beispiel wie folgt ausgedrückt sind (wobei „[XYZ]" als Platzhalter für die jeweilige Person oder Personengruppe steht, auf die man sich ausrichtet):

> **Beispiel**
> Möge [XYZ] sicher sein.
> Möge [XYZ] glücklich sein.
> Möge [XYZ] gesund sein.
> Möge [XYZ] mit Leichtigkeit leben.

Beginnend mit einer besonders nahe stehenden Person, wiederholt man diese Wünsche, bis sie als wirklich tief empfundene Herzenswünsche erlebt werden. Schritt für Schritt werden dann weniger nahe Personen einbezogen, bis hin zu Feinden und der gesamten Menschheit (Salzberg 2003). Eine Vielzahl unterschiedlicher Formulierungen mit dem gleichen Tenor findet Anwendung, denn die innere Haltung und Erfahrung wird sich nur verändern, wenn die Wünsche in einer Weise ausgedrückt werden, dass sie wirklich die eigene Gefühlswelt berühren.

Selbst-Mitgefühl
ist eine Spielart dieser Meditation, die besonders im psychologisch-therapeutischen
Feld beliebt ist. Für sich alleine stehend, oder als erster Schritt in der Meditation
auf Liebende Güte, werden Wünsche besonders auf das eigene Wohlergehen ausgerichtet. Kristin Neff und Christopher Germer (Neff und Germer 2018), die
Selbst-Mitgefühl in der Psychologie propagieren, betonen, dass sich diese nach
innen gerichtete liebende Güte durch drei Aspekte auszeichnet:

1. Achtsamkeit: „dies ist ein Moment des Leidens"
2. Bewusstheit für die Gemeinsamkeit unseres Daseins: „Leid ist Teil der
   menschlichen Existenz. Anderen geht es auch so."
3. Wohlwollen und Güte gegenüber uns selbst: ausgedrückt in Wünschen, die auf
   das eigene Wohlergehen abzielen

Geben und Nehmen – Tong Len
Auf Tibetisch *Tong Len* genannt, ist diese Meditation zentraler Bestandteil des
„Sieben Punkte Geistestraining", welches im 12. Jahrhundert von dem Tibetischen Meister Chekawa Yeshe Dorje in Versform festgehalten wurde (Shamar
Rinpoche 2010). Dieses Übungssystem zielt auf die Entwicklung von Bodhicitta, der erleuchteten Geisteshaltung – also unbegrenztem Mitgefühl – ab. Kurz
umrissen besteht die Meditationsübung des Gebens und Nehmens darin, alles
Positive, alles Glück und jede Freude geistig zu verschenken und im Gegenzug
alles Leid dieser Welt auf sich zu nehmen. Wie Shamar Rinpoche (2010) betont,
erfordert diese Übung gründliche Vorbereitung und tiefgründiges Verständnis der
buddhistischen Sicht der Leerheit, um sicher zu stellen, dass diese Übung nicht
als zu dinghaft erfahren wird.

Meditation auf Liebevolle Augen
Liebevolle Augen (Tibetisch: *Chenrezig,* Sanskrit: *Avalokiteśvara*) ist die bekann-
teste Buddhaform, die erleuchtetes Mitgefühl zum Ausdruck bringt. Sich in
Meditation auf diese Form zu beziehen und/oder das Mantra „OM MANI PEME
HUNG" zu wiederholen, ist dementsprechend eine im Mahāyāna weit verbreitete
Meditationsübung, um Liebe und Mitgefühl im eigenen Erleben und Handeln zu
stärken. Da unbegrenztes Mitgefühl, frei von Bedingungen und Erwartungen, ein
Aspekt unserer Buddhanatur ist, wird Liebevolle Augen auch als Meditations-
übung im Vajrayāna verwendet (siehe Abschn. 4.7).

4.7   Identifikation mit der Buddhanatur

Yidam Meditationen – Meditation auf Buddhaformen

Meditationen, in denen der Übende Buddhaformen – sogenannte Yidams – vergegenwärtigt und sich als untrennbar von ihnen erlebt, sind Kernstück des Vajrayāna. Das tibetische Wort *Yidam* ist eine Zusammenfügung aus *yi* (Geist) und *dam* (Band, Verbindung) und bringt den Sinn dieser Buddhaformen gut zum Ausdruck. Jeder Yidam stellt einen bestimmten Aspekt perfekter Qualitäten dar: verschiedene Aspekte des Mitgefühls, verschiedene Weisheiten, unterschiedliche erleuchtete Tatbereiche oder die grundlegende Freude, die dem Geist innewohnt. Indem der Meditierende sich auf eine Buddhaform bezieht und sich als ungetrennt von dieser Form erfährt, wird eine tiefgründige Verbindung zur Buddhanatur aufgebaut und so die entsprechenden erleuchteten Qualitäten im eigenen Erleben erweckt. Dieser Meditationsweg bedarf gründlicher, meist mehrjähriger Vorbereitung und die Tiefgründigkeit erschließt sich erst, wenn man sich in gezielter Weise und unter kompetenter Anleitung auf diesen Zugang einlässt.

Meditation auf den Lehrer

Eine besondere Form Vertrauen und Identifikation in die Meditation zu bringen, ist die Meditation auf den Lehrer (Sanskrit: *Guru Yoga;* Tibetisch: *Lamé Naljor*). Anstatt sich auf eine etwas abstrakte Buddhaform zu beziehen, wird hier ein verwirklichter buddhistischer Lehrer (oder Lehrerin) zum Spiegel für erleuchtete Qualitäten. Die besondere Herausforderung ist dabei, die überpersönlichen Eigenschaften des Lehrers zu erkennen und das Vertrauen zu entwickeln, dass diese Qualitäten universell sind, also im eigenen Geist und dem unserer Mitmenschen zu finden sind.

> Den eigenen Geist mit dem seines Lehrers zu vereinen, ist die tiefgründigste aller Praktiken und der kürzeste Weg zur Verwirklichung. Es ist die Lebenskraft des Pfades und die eine Praxis, die alle anderen in sich vereint (Dilgo Khyentse Rinpoche 1994, S. 97 f).

Wie dieses Zitat des berühmten Meditationsmeisters Dilgo Khyentse Rinpoche zum Ausdruck bringt, wird die Meditation auf den Lehrer innerhalb der Diamantweg-Traditionen als die bedeutendste Meditationsübung angesehen. Die bekannteste dieser Übungen ist eine Meditation, die in der Karma Kagyü Schule des Tibetischen Buddhismus verwendet wird. In dieser Meditation bezieht sich der Übende direkt auf den 16. Gyalwa Karmapa, Rangjung Rigpe Dorje, dem Halter dieser Meditationsschule, mit dem Ziel, dadurch Handlungen, Kommunikation und geistige Erlebniswelt auf eine überpersönliche, erleuchtete Ebene anzuheben (Malinowski 2013a; Nydahl 2004).

Abschließende Gedanken

5

Die vorangehenden Kapitel haben die wichtigsten Hintergründe bekannter Meditationsangebote zusammengefasst, grundlegende Prinzipien von Meditation dargestellt und gezeigt, wie diese in verschiedenen Meditationsübungen zum Einsatz kommen. Ein paar Gedanken zur praktischen Anwendung von Meditation sollen diese Darstellung abrunden.

Meditation gegen Stress am Arbeitsplatz
Meditation schafft Abstand und erlaubt, Dinge so zu sehen, wie sie sind, anstatt gewohnheitsmäßigen Interpretationen und Reaktionen ausgeliefert zu sein. Dies hat sicherlich stressmindernde Wirkung. Daher ist es naheliegend, dass Personalabteilungen und Personalentwicklung Interesse zeigen: Es kann ja nur gut sein, Mitarbeitern eine Möglichkeit zu bieten, besser mit ihrem Arbeitsstress umzugehen. Diese Entwicklung ist grundlegend zu begrüßen, doch sollten dabei bestimmte Punkte berücksichtigt werden:

Schlimmstenfalls kann sich dieser Ansatz ins Gegenteil verkehren: Wenn stressvermindernde Programme – Meditation eingeschlossen – verwendet werden, um alle Verantwortung auf die einzelnen Arbeitnehmer abzuwälzen, wird dieses Angebot auf wenig Interesse stoßen und eher eine zynische oder ablehnende Haltung der Mitarbeiter gegenüber der Unternehmensleitung verstärken. Eine derartige Situation hat an sich wenig mit Meditation zu tun, sondern ist Ausdruck davon, dass sich die Unternehmensleitung der Verantwortung gegenüber der Mitarbeiter entzieht. In dieser Weise mit Meditation in Berührung zu kommen, kann verständlicherweise zu einer skeptischen oder ablehnenden Haltung führen.

© Springer Fachmedien Wiesbaden GmbH, ein Teil von Springer Nature 2019
P. Malinowski, *Vielfalt Meditation,* essentials,
https://doi.org/10.1007/978-3-658-24568-9_5

Bestenfalls bringen Meditationsangebote am Arbeitsplatz einen Nutzen für alle Beteiligten. Wird Meditation als freiwilliges, unterstützendes Angebot in ein Unternehmen gebracht, so gibt es den Mitarbeitern die Möglichkeit, Stärken und Wohlbefinden zu kräftigen, mit Nutzen sowohl für den Mitarbeiter als auch für das Unternehmen.

Apps und Online-Programme
Mittlerweile gibt es verschiedenste Achtsamkeits-Apps und Online-Angebote, die versuchen, Achtsamkeitsmeditation zu vermitteln, mit mehr oder weniger Tiefe. Da der Markt in so dynamischer Entwicklung ist, macht es wenig Sinn, bestimmte Produkte zu kommentieren. Daher nur ein paar generelle Gedanken zu diesem Thema:

Menschliche Entwicklung benötigt menschlichen Kontakt. Informationsvermittlung funktioniert mittlerweile sehr gut mithilfe der verschiedensten digitalen Technologien. Doch bei Meditation geht es nicht vorrangig um Information sondern um häufig recht subtile Erfahrung, und die Frage, wie Meditation in effektiver Weise in die eigene Erfahrungswelt eingewoben werden kann. Dabei kommt es nicht selten zu Missverständnissen, die sich kaum ausräumen lassen, wenn man auf sich allein gestellt ist.

Wünscht jemand Beruhigung und Entspannung, verbunden mit einer achtsameren, weniger wertenden Haltung, dann sind unpersönliche Angebote vielleicht ein akzeptabler Einstieg – mögliche Missverständnisse, Sackgassen und Fehlentwicklungen sind jedoch nicht ausgeschlossen.

Unser gewohnheitsmäßiges Erleben ist üblicherweise jedoch so stark darauf ausgerichtet, angenehme Zustände zu erfahren, dass es ohne persönlichen Austausch schwierig ist, diese Tendenz zu durchschauen und nicht fehlgelenkt zu werden: Seichte Entspannung fühlt sich vordergründig gut an. Doch gibt sie uns nicht die robuste Widerstandskraft, um in schweren Wetterlagen standhaft zu bleiben, den Überblick und eine mitfühlende Haltung zu wahren.

Die richtige Dosierung

> Beim Meditieren ist zu Anfang eine Übungsperiode nicht länger als ein Atemzug, und sie sollte nur allmählich verlängert werden.

Diese Anweisung stammt aus einem hochangesehenen, klassischen Meditationsmanual des Tibetischen Buddhismus aus dem 16. Jahrhundert (Karmapa Wangtschug Dordsche 1990, S. 62). Sie bezieht sich auf die ersten Übungsschritte des Ruhigen

Verweilens (Abschn. 3.1). Eine Begründung für diesen vorsichtigen Zugang wird mitgeliefert:

> Dehnst du bereits zu Anfang die Dauer der Übungsperioden zu sehr aus, erfährst du Unklarheit und Verwirrung in der Praxis – mit dem Nachteil, dass du entmutigt wirst. Für Anfänger ist es daher wichtig, in einer scharfen, klaren Geistesverfassung kurze, aber häufige Sitzungen zu machen.

Der Kontrast zu Achtsamkeitskursen, wo häufig selbst völligen Neulingen bis zu 45 min lange Meditationsübungen verordnet werden, oder gar zu den populären 10-tägigen Vipassanā-Zurückziehungen könnte kaum krasser ausfallen. Könnte es sein, dass unsere schnelllebige Welt, unsere Ungeduld und die Erwartung von sofortigem Erfolg uns hier verleitet, nicht die nötige Geduld und Gründlichkeit aufzubringen?

Meditation und Wissenschaft
An sich ist es kaum problematisch, dass der wissenschaftliche Erkenntnisstand derzeit noch recht begrenzt ist. Meditation ist zu umfassend, um es ausschließlich aus wissenschaftlicher Sicht zu betrachten. Der wissenschaftliche Nachweis ist ja nur *ein* Ansatzpunkt, Meditation zu verstehen und zu erklären. Die wissenschaftliche Herangehensweise soll Gewissheit bezüglich der Eindeutigkeit der Befunde liefern, hat aber auch zur Folge, dass ein enger Rahmen geschaffen wird, in dem nur bestimmte Aspekte untersucht werden können. Wissenschaft liefert *eine* Perspektive, jedoch nicht alle Perspektiven. Problematisch wird es nur, wenn die begrenzte wissenschaftliche Evidenz verkannt oder verklärt dargestellt wird, wenn Meditation beispielsweise mit dem Hinweis „verkauft" wird, dass die Wirksamkeit wissenschaftlich *bewiesen* wurde.
   Die folgende (unvollständige) Liste unbeantworteter Fragen zeigt auf, wie begrenzt der Kenntnisstand noch ist:

- **Langzeiteffekte:** Bisher ist unerforscht, wie sich Meditation langfristig auswirkt.
- **Dosierung:** Es gibt ein paar erste Hinweise, dass Menschen, die innerhalb eines gegebenen Zeitraums mehr meditieren auch mehr Nutzen haben. Darüber hinaus lässt sich wissenschaftlich nichts zur richtigen Dosierung von Meditation sagen.
- **Sichtweise und Motivation:** Obwohl diese Aspekte theoretisch häufig betont werden, gibt es kaum Studien dazu.

- **Rolle von Anstrengung:** Meditation soll längerfristig zu einer recht anstrengungs-freien Bewusstheit führen. Trotzdem wurde dieses Thema bisher kaum erforscht.
- **Wirkung spezifischer Meditationsübungen:** Viel zu häufig werden verschiedene Meditationsübungen sowie Interventionsansätze in einen Korb geworfen, sodass es recht wenige konkrete Erkenntnisse zur spezifischen Wirkung gibt. Es ist jedoch ermutigend, dass sich die Forschung mittlerweile in diese Richtung bewegt.
- **Individuelle Unterschiede und Präferenzen:** Obwohl deutlich ist, dass verschiedene Personen auch unterschiedliche Meditationsübungen bevorzugen, gibt es kaum Forschung dazu, ob bestimmte Meditationen zu bestimmten Temperamenten, Persönlichkeitseigenschaften oder Charakteren passen.

Zum Abschluss

Meditation bietet viele Möglichkeiten. Setzen wir uns mit Mut, Enthusiasmus und Geduld ein, können mehr geistige Frische, Widerstandskraft, Vertrauen in unsere Qualitäten sowie tiefere Einsichten entstehen. All dies wird möglich, wenn wir *einem* Weg folgen, der uns passt und auf dem wir qualifiziert angeleitet werden. Ohne Anleitung können uns Meditationsübungen jedoch auch in Sackgassen führen, da es kaum zu vermeiden ist, von tief verankerten Gewohnheiten und Tendenzen geleitet zu werden.

Was Sie aus diesem *essential* mitnehmen können

- Nach dem Lesen des Textes sollten Leser ein Verständnis für die Vielfältigkeit, Unterschiedlichkeit und Tiefgründigkeit von Meditation entwickelt haben.
- Leser haben erfahren, dass Meditation keine Entspannungsübung ist, sondern ein gezieltes Training zum Aufbau und Stärken nützlicher geistiger Gewohnheiten.
- Lesern wurde vermittelt, wie sie die drei Kriterien Information, Meditation und Verhalten zur Unterscheidung von Hintergründen und Besonderheiten der Meditationsangebote verwenden können.
- Leser haben sich intensiv mit den Unterschieden von Meditationsansätzen beschäftigt und haben so ein Verständnis für buddhistische, hinduistische und säkulare Zugänge zu Meditation entwickelt.
- Durch die Auseinandersetzung mit der Vielfalt an Meditationen haben Leser erkannt, dass Achtsamkeitsmeditation als psychologisch-therapeutisches Mittel nur ein begrenzter Ausschnitt aus dem reichhaltigen Meditationsangebot ist.
- Lesern ist bewusst geworden, dass Meditation der qualifizierten Anleitung durch meditationserfahrene Lehrer bedarf.

© Springer Fachmedien Wiesbaden GmbH, ein Teil von Springer Nature 2019
P. Malinowski, *Vielfalt Meditation,* essentials,
https://doi.org/10.1007/978-3-658-24568-9

Literatur

Bishop, S. R., Lau, M., Shapiro, S., Carlson, L., Anderson, N. D., Carmody, J., Devins, G. (2004). Mindfulness: A proposed operational definition. *Clinical Psychology: Science and Practice, 11*(3), 230–241.

Bokar Rinpoche (1991). *Chenrezig, lord of love: Principles and methods of deity meditation.* San Francisco: ClearPoint Press.

Cahn, B. R., & Polich, J. (2006). Meditation States and traits: EEG, ERP, and Neuroimaging studies. *Psychological Bulletin, 132*(2), 180–211.

Dilgo Khyentse Rinpoche (1994). *Das Herzjuwel der Erleuchteten.* Berlin: Theseus.

Dorjee, D. (2016). Defining contemplative science: The metacognitive self-regulatory capacity of the mind, context of meditation practice and modes of existential awareness. *Frontiers in Psychology, 7,* 1788. https://doi.org/10.3389/fpsyg.2016.01788.

Goyal, M., Singh, S., Sibinga, E. M., Gould, N. F., Rowland-Seymour, A., Sharma, R., Ranasinghe, P. D. (2014). Meditation programs for psychological stress and well-being: A systematic review and meta-analysis. *JAMA Internal Medicine, 174*(3), 357–368.

Hart, W. (2011). *The art of living: Vipassana Meditation as taught by S. N. Goenka.* Onalaska : Pariyatti.

Kabat-Zinn, J. (2007). *Im Alltag Ruhe finden. Das umfassende praktische Meditationsprogramm* (7. Aufl.). Freiburg: Herder.

Karmapa Wangtschug Dordsche (1990). *Mahamudra: Ozean des Wahren Sinnes. Teil 2: Geistige Ruhe und Intuitive Einsicht.* München: Theseus.

Lutz, A., Slagter, H. A., Dunne, J. D., & Davidson, R. J. (2008). Attention regulation and monitoring in meditation. *Trends in Cognitive Sciences, 12*(4), 163–169.

Maitreyanātha/Āryāsanga (2004). *The universal vehicle discourse literature (Mahāyānasūtrālamkāra)* Übers. L. Jamspal, R. Clark, J. Wilson, L. Zwilling, M. Sweet, & R. Thurman. New York: Columbia University Press.

Malinowski, P. (2013a). Die Meditation auf den 16. *Karmapa. Buddhismus Heute, 53,* 50–57.

Malinowski, P. (2013b). Neural mechanisms of attentional control in mindfulness meditation. *Frontiers in Neuroscience, 7,* 8. https://doi.org/10.3389/fnins.2013.00008.

McGrath, R. E. (2015). Character strengths in 75 nations: An update. *The Journal of Positive Psychology, 10*(1), 41–52.

© Springer Fachmedien Wiesbaden GmbH, ein Teil von Springer Nature 2019   47
P. Malinowski, *Vielfalt Meditation,* essentials,
https://doi.org/10.1007/978-3-658-24568-9

Niemiec, R. M. (2014). *Mindfulness & character strengths: A practical guide to flourishing.* Boston: Hogrefe.

Nydahl, O. (2004). *Wie die Dinge sind: Eine zeitgemäße Einführung in die Lehre Buddhas.* München: Knaur.

Nydahl, O. (2012). *Das Große Siegel: Von der grenzenlosen Einsicht in die Natur des Geistes (Kindle eBook).* München: Knaur.

Neff, K., & Germer, C. (2018). *The mindful self-compassion workbook: A proven way to accept yourself, build inner strength, and thrive.* New York: Guilford Press.

Park, N., Peterson, C., & Seligman, M. E. P. (2006). Character strengths in fifty-four nations and the fifty US states. *The Journal of Positive Psychology, 1*(3), 118–129.

Peterson, C., & Seligman, M. E. P. (2004). *Character strengths and virtues: A handbook and classification.* New York: Oxford University Press.

Roth, B. (2018). *Strength in stillness: The power of transcendental meditation.* London: Simon & Schuster UK.

Salzberg, S. (2003). *Metta Meditation: Buddhas revolutionärer Weg zum Glück.* Freiburg: Arbor.

SantataGamana. (2017). *Kriya Yoga exposed: The truth about current Kriya Yoga gurus and organizations. (Kindle eBook).* California: CreateSpace Independent Publishing Platform.

Shamar Rinpoche (2010). *Lojong, der buddhistische Weg zu Mitgefühl und Weisheit.* Oy-Mittelberg: Joy.

Shamar Rinpoche (2013). *Grenzenloses Erwachen: Das Herz buddhistischer Meditation.* Oy-Mittelberg: Joy.

Shapiro, S. L., Carlson, L. E., Astin, J. A., & Freedman, B. (2006). Mechanisms of mindfulness. *Journal of Clinical Psychology, 62*(3), 373–386.

Siegel, A. (2018). *Transcendental deception: Behind the TM curtain – bogus science, hidden agendas, and David Lynch's campaign to push a million public school kids into Transcendental Meditation.* Los Angeles: Janreg Press.

Sutton, N. (2017). *The yoga sutras of Patanjali: The Oxford Centre for hindu studies guide.* Oxford: Oxford Centre for Hindu Studies.

Van Dam, N. T., van Vugt, M. K., Vago, D. R., Schmalzl, L., Saron, C. D., Olendzki, A., Meissner, T., Lazar, S. W., Kerr, C. E., Gorchov, J., & Fox, K. C. (2018). Mind the hype: A critical evaluation and prescriptive agenda for research on mindfulness and meditation. *Perspectives on Psychological Science, 13*(1), 36–61.

Wallace, B. A. (2006). *The attention revolution: Unlocking the power of the focused mind.* Boston: Wisdom Publications.

Walsh, R., & Shapiro, S. L. (2006). The meeting of meditative disciplines and Western psychology: A mutually enriching dialogue. *American Psychologist, 61*(3), 227–239.

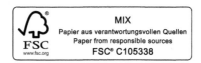
Printed by Books on Demand, Germany